SALUD INTESTINAL

VARDA FISZBEIN

SALUD INTESTINAL

La clave para estar en forma

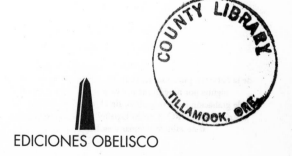

EDICIONES OBELISCO

Si este libro le ha interesado y desea que le mantengamos informado de
nuestras publicaciones, escríbanos indicándonos qué temas son de su interés
(Astrología, Autoayuda, Ciencias Ocultas, Artes Marciales, Naturismo,
Espiritualidad, Tradición...) y gustosamente le complaceremos.

Puede consultar nuestro catálogo en www.edicionesobelisco.com

*Los editores no han comprobado la eficacia ni el resultado de las recetas,
productos, fórmulas técnicas, ejercicios o similares contenidos en este libro.
No asumen, por lo tanto, responsabilidad alguna en cuanto
a su utilización ni realizan asesoramiento al respecto.*

Colección Salud y Vida Natural
SALUD INTESTINAL
Varda Fiszbein

1.ª edición: septiembre de 2009

Maquetación: *Natàlia Campillo*
Corrección: *M.ª Ángeles Olivera*
Ilustraciones: *Natàlia Campillo*
Diseño de cubierta: *Marta Rovira*
Sobre una ilustración de: *Clément Despres*

© 2009, Varda Fiszbein
(Reservados todos los derechos)
© 2009, Ediciones Obelisco, S. L.
(Reservados los derechos para la presente edición)

Edita: Ediciones Obelisco S. L.
Pere IV, 78 (Edif. Pedro IV) 3.ª planta, 5.ª puerta.
08005 Barcelona - España
Tel. 93 309 85 25 - Fax 93 309 85 23
E-mail: info@edicionesobelisco.com

Paracas, 59 C1275AFA Buenos Aires - Argentina
Tel. (541-14) 305 06 33 - Fax: (541-14) 304 78 20

ISBN: 978-84-9777-578-6
Depósito Legal: B-29.528-2009

Printed in Spain

Impreso por Novoprint c/Energía, 53 - 08740 Sant Andreu de la Barca

INTRODUCCIÓN

Los hombres y mujeres de hoy vivimos en un mundo cuyo desarrollo técnico y científico hubiera sido impensable hasta hace escasas décadas.

En Occidente –paradigma de progreso– asistimos a cambios constantes y vertiginosos: en el entorno urbano, en las condiciones medioambientales, en los modos de trabajo y las formas de relación y comunicación que condicionan y transforman, a un ritmo frenético, nuestra forma de vida.

Pero, ¿redunda todo ello en una mayor calidad de la misma, en bienestar físico y emocional? ¿Somos capaces de afrontar los retos que suponen los cambios que nos imponen las nuevas pautas de alimentación, los horarios estrictos, la imposibilidad de fijar rutinas razonables en las que resulte posible compaginar labor y descanso?

Lo cierto es que la gran mayoría de nosotros no lo consigue; sin embargo, estamos dotados de un organismo y una mente que hacen lo posible por adaptarse y seguir adelante, aunque no siempre nos sentimos cómodos y, poco a poco, nos invade la preocupación y va ganando terreno el malestar.

No es extraño que, ese organismo maravilloso, capaz de realizar hábilmente complejos procesos, esté sometido a un constante estrés que trastorna su conducta, y su manera de manifestarse es enfermando.

Al igual que en otros aspectos, la medicina ha avanzado a pasos agigantados en sus descubrimientos y formas de tratar las más diversas dolencias, pero no siempre es capaz de prevenir y curar muchas de ellas.

Acaso el gran secreto no es la cuestión de tratar la enfermedad, sino a cada persona que la padece; no se trata de aplicar pautas universales, sino de individualizar cada caso en particular, como tampoco de atacar los síntomas, sino de ir a la raíz del problema que los causa.

Estas ideas sencillas han estado presentes desde siempre en medicinas con una práctica milenaria, como la india y la china, así como en otras terapias más recientes que tratan a los enfermos como un todo integral, desde una óptica holística y con respeto por las diferencias individuales, aprovechando el potencial curativo con el que cada uno de nosotros está dotado de manera natural.

Todos los seres vivos necesitamos cumplir con unas pautas básicas para mantener nuestra salud: estar debidamente nutridos, disfrutar de períodos de descanso de nuestras labores y, no por citarla en último lugar menos importante, mantener una buena higiene física y psicológica.

En los tres aspectos podemos intervenir voluntariamente hasta cierto punto, y el resto se desarrolla involuntariamente. Nuestro organismo lo hace por sí mismo, sin necesidad de intervención por nuestra parte.

Pero si conocemos a fondo estos procesos podemos ayudarlo, colaborar para que su tarea sea más cómoda, y eso redundará en nuestra buena salud.

En las paginas que siguen se describe de manera pormenorizada uno de los procesos más importantes para la vida y la salud, el digestivo, y cuál es el papel de cada uno de los órganos que intervienen en el mismo y su importancia para sentirnos bien.

Por sus funciones especiales de eliminación y de carácter inmunológico se presta especial atención al colon, a su higiene y estado saludable, porque su influencia trasciende el sistema digestivo al que pertenece y se extiende a todas las áreas orgánicas, e incluso mentales y emocionales.

Un colon saturado de residuos genera dolencias en los más diversos puntos del cuerpo, mientras que mantenerlo limpio para que desarrolle correctamente sus funciones es el secreto del bienestar.

La higiene interior, la limpieza de los intestinos como regla básica de la salud fue practicada desde tiempos remotos por las más diversas culturas hasta que, por distintos motivos, cayó en desuso.

Hoy sabemos o, volvemos a comprender, la importancia vital de la higiene interior. La hidroterapia de colon es una manera natural y eficaz de prevenir la enfermedad o de recuperar la salud, si es que ésta está afectada.

Incorporar esta práctica y combinarla con una dieta sana, una rutina adecuada y, en caso de necesidad, tratar nuestras dolencias por medio de terapias naturales y no invasivas nos pondrá en forma para crear un espacio realmente vital, en un mundo que es cada vez más incómodo y al que debemos enfrentarnos en las mejores condiciones de equilibrio externo e interno.

Capítulo 1

EL APARATO DIGESTIVO

Cada vez que comemos se produce un conjunto de procesos destinados a que las células que conforman los distintos tejidos de nuestro organismo dispongan de los materiales necesarios para alimentarse, construirse y reconstruirse, así como regenerarse en caso de estar deterioradas.

Esto supone que, si nuestra alimentación es de mala calidad o incorrecta y desequilibrada, se produzcan fallos que afectarán a los tejidos celulares, ya sea por falta de materia prima o de suficiente energía para su correcto funcionamiento.

En este último caso, puede ocurrir que las células no se reproduzcan adecuadamente o que incluso mueran, dañando en consecuencia los tejidos, lo que nos llevará a enfermar.

Por eso, una correcta alimentación y la consiguiente buena digestión son vitales. Uno de los aliados del sistema digestivo para la correcta función nutricional es el sistema nervioso. Éste genera en nosotros los reflejos de hambre o la sensación de saciedad, ya que atiende a las verdaderas necesidades que tenemos, despertándonos la apetencia por ingerir ciertos alimentos.

Por diversas razones, no siempre respondemos a sus requerimientos, pero si entendemos cuál debe ser la correcta base de nuestra alimentación y nos familiarizamos con el proceso de la digestión, así como con los principios de una dieta equilibrada y saludable, mantendremos en forma nuestro aparato digestivo y una buena salud general.

Órganos y funciones del aparato digestivo

Se denomina aparato digestivo al conjunto de órganos que intervienen en la digestión de los alimentos que ingerimos. Varios de estos órganos son huecos y están situados unos junto a otros, formando un largo y sinuoso tubo, llamado *tracto digestivo*, que realiza un recorrido descendente que se indica en la boca y finaliza en el ano.

En las funciones digestivas intervienen también otros órganos, que colaboran para que, una vez transformados adecuadamente los alimentos, éstos sean absorbidos por el organismo con el fin de nutrirlo.

El tracto digestivo está formado por la boca, el esófago, el estómago, el intestino delgado, el intestino grueso o colon, el recto y el ano. Todos ellos están tapizados en su interior por una membrana o mucosa. En ciertas zonas de su recorrido, como, por ejemplo, la boca, el estómago y el intestino delgado, en dicha mucosa se localizan pequeñísimas glándulas, cuya función es segregar jugos que ayudan a la digestión. Asimismo, el tracto digestivo incluye una capa de músculos, que colabora en la transformación de los alimentos y sirve para su transporte a lo largo del tubo digestivo.

El hígado y el páncreas –órganos, pero a la vez glándulas por su función– también intervienen en el proceso digestivo. No son huecos como los ya mencionados, sino sólidos, y los jugos que producen se vierten, a través de finos conductos,

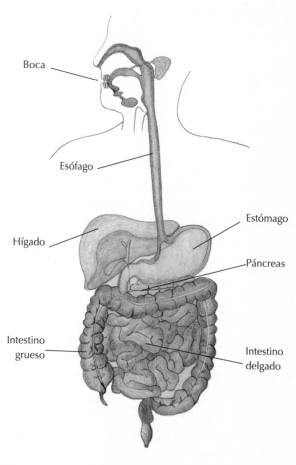

El aparato digestivo.

en el intestino. El jugo producido por el hígado es la bilis, que permanece almacenada en la vesícula biliar hasta que el intestino la necesita.

A los órganos mencionados y los jugos que vierten se suman otras sustancias y elementos, pertenecientes a los sistemas circulatorio y nervioso, que también contribuyen a las funciones digestivas.

La digestión

Nuestro organismo no puede utilizar los alimentos y bebidas tal como los tomamos para nutrirse, es decir que, para tener la energía necesaria, para crear y alimentar a las células, etcétera, debemos digerirlos antes.

La digestión es la descomposición de los alimentos en pequeñas porciones—o pequeñas moléculas de nutrientes—, para que éstos puedan ser absorbidos por el torrente sanguíneo, que los va transportando por todo el organismo y, de esa forma, aprovecharlos para su funcionamiento.

Dicho de otra manera: durante la digestión se produce un proceso químico que descompone las moléculas que conforman los alimentos que tomamos, a medida que éstos avanzan por el tracto digestivo, en moléculas o unidades simples que somos capaces de asimilar y que, a su vez, pasan a formar parte de la materia de nuestro cuerpo.

El recorrido de los alimentos

La digestión comienza en la boca, en el mismo momento en que introducimos en ella un alimento de cualquier tipo:

pan, carne, verduras, etcétera, y lo masticamos y tragamos, enviándolo hacia el interior del tubo digestivo. Los agentes encargados de realizarla se llaman *enzimas* y son sustancias que aceleran las reacciones químicas del organismo; en este caso, tienen la función de romper la antes mencionada composición de las moléculas mayores en otras pequeñitas.

Al mismo tiempo, la capa de músculos que, como se ha dicho antes, reviste los órganos huecos del tracto digestivo mueve sus paredes con el fin de que el contenido alimenticio vaya pasando de un órgano al otro y los alimentos se mezclen en su interior.

El movimiento muscular del aparato digestivo se denomina *peristaltismo* o *peristalsis*. Se trata de una serie de contracciones y relajaciones, lentas e involuntarias, que «empujan» los alimentos hacia el órgano siguiente en sentido descendente.

Los únicos actos del proceso digestivo que dependen de nuestra voluntad son la introducción de alimentos en la boca, su masticación e ingestión. El resto es involuntario y depende del sistema nervioso y de otros procesos.

La función de la boca

Cuando un alimento está en la boca, lo masticamos y ensalivamos, es decir, a medida que mordemos y lo convertimos en trocitos pequeños, se va mezclando con la saliva hasta adquirir un estado como para que pueda seguir su recorrido rumbo al estómago.

La lengua va desplazando lo ingerido y los dientes mastican el alimento; a ello colaboran determinadas enzimas digestivas que contiene la saliva y que sirven para disolverlo.

Tragar lo que comemos es una labor en la que intervienen músculos y nervios; de ese modo, el bolo alimenticio se traslada a la faringe y después al esófago.

La saliva contiene una enzima que se llama *ptialina*, que ejerce la función transformadora inicial de los nutrientes y también un agente antimicrobiano, denominado *lisozima*, que ataca a algunas bacterias que tienen los alimentos. De manera que, por un lado, la saliva hace del alimento una masa moldeable y homogénea, conocida como *bolo alimenticio,* y, asimismo, protege el tracto digestivo.

Como este acto depende de nosotros, debemos masticar bocado a bocado durante el tiempo necesario para conseguir que los alimentos se conviertan prácticamente en un líquido antes de tragarlos, porque de una masticación correcta depende en gran medida una buena digestión y la prevención de numerosas dolencias digestivas.

Desde la boca, y atravesando la garganta, el bolo alimenticio pasa al esófago. Entre el esófago y el estómago hay una válvula llamada *cardias*, cuya función es cerrar el paso entre ambos. Pero, por la acción peristáltica, cuando los alimentos están ya cerca de dicha válvula, los músculos que la rodean se relajan y los dejan penetrar al interior del estómago. Y, una vez que han pasado, el cardias se cierra para impedir que los alimentos realicen el recorrido inverso y puedan ascender. Precisamente, cuando la digestión en el estómago no se realiza correctamente, por un reflejo del organismo, el cardias se abre para vaciarlo, y entonces se producen reflujos o vómitos.

La labor del estómago

Una vez que el bolo alimenticio llega al estómago, se relaja un músculo situado en la parte superior de este órgano, para permitirle aceptar una importante cantidad de lo que se ingiere.

Posteriormente se mezclan los alimentos con los líquidos y el jugo digestivo, función que realiza otro músculo que está en la parte inferior del estómago.

El jugo gástrico es un líquido muy ácido, característica que le permite desnaturalizar las proteínas que aún permanecen en el bolo alimenticio y eliminar un gran número de bacterias.

En esta parte del proceso también se produce la segregación de la enzima llamada *pepsina*, cuya función consiste en conseguir que las proteínas ya desnaturalizadas se disgreguen en cadenas cortas de aminoácidos.

Los lípidos o materias grasas no son procesados por ninguna enzima importante, de forma que, al pasar por el estómago, prácticamente no se altera su composición, pero estas sustancias pueden ralentizar el ritmo de la digestión de los demás nutrientes, ya que los rodean y envuelven, impidiendo que los jugos gástricos y las enzimas actúen sobre ellos y los descompongan.

En cuanto a los glúcidos –almidones y azúcares–, sobre ellos se va vertiendo el ácido clorhídrico del estómago, pero su digestión se detiene allí. Cuantas más proteínas hayamos tomado junto a glúcidos, más ácidos serán los jugos gástricos y menos capacidad de acción tendrá la amilasa, una enzima que producen las glándulas salivares y el páncreas, también conocida como *ptialina* o *tialina*, que digiere los glúcidos para convertirlos en azúcares simples.

En el estómago, la digestión puede durar varias horas y, durante este proceso, en su interior la temperatura puede ascender a más de 40 ºC. Por esta razón, si los azúcares y almidones quedan a medio digerir, se producen fermentaciones que generan gases; éstos son impulsados hacia arriba y expulsados por la boca o pasan al intestino. Una vez que el estómago ha cumplido su función, ya sea digiriendo completamente los alimentos o dejando sin digerir aquellos que no ha podido, el bolo alimenticio pasa a llamarse *quimo* y su contenido se va volcando lentamente al duodeno. Para ello, debe atravesar una segunda válvula del aparato digestivo, cuyo nombre es *píloro*; con este acto se completa la labor estomacal.

Dependiendo del tipo de alimentos y de la actividad muscular del estómago y el intestino delgado, unos alimentos permanecerán más tiempo que otros en el estómago o se vaciarán antes al intestino.

Los hidratos de carbono o glúcidos pasan menos tiempo en el estómago y las proteínas, en cambio, más tiempo. Entre todos los nutrientes, las grasas son las que permanecen allí durante un período más largo.

En los intestinos

El intestino delgado está formado por el duodeno y por las asas horizontales del yeyuno y las verticales del íleon. El duodeno es la primera porción inmediata al estómago y, una vez el quimo está allí, sigue la digestión de aquellas partes del mismo que aún no han sido digeridas; se trata de los glúcidos y las grasas, que necesitan un medio menos ácido para su descomposición.

Nada más entrar el quimo, procedente del estómago, al duodeno, las secreciones alcalinas de la glándula pancreática comienzan a neutralizarlo, es decir, modifican su grado de acidez para que las enzimas intestinales puedan continuar con el proceso digestivo.

La composición de la secreción pancreática es una mezcla que contiene una alta concentración de bicarbonato, enzimas –como la amilasa–, cuya función es fracturar los almidones, o la lipasa, que sirve para separar los triglicéridos en ácidos grasos y glicerina: esta enzima comienza su acción al haber en el medio intestinal otras diversas enzimas y sales biliares que prosiguen con la tarea de romper las proteínas con las que no ha podido la pepsina estomacal.

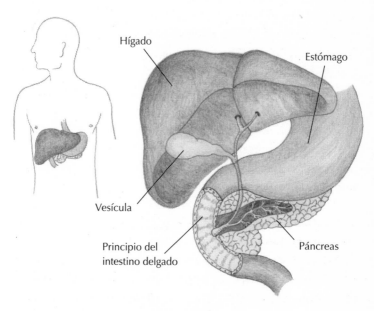

Hígado

Estómago

Vesícula

Principio del
intestino delgado

Páncreas

Hígado y páncreas
con conductos hacia el intestino delgado.

Además de los jugos que vierte el páncreas en el intestino delgado, intervienen otras secreciones procedentes del hígado, como la bilis que, como se ha mencionado, se encuentra en la vesícula y, a medida que se necesita en la digestión, se va vertiendo en esta parte del proceso. La bilis y las sales que contiene tienen un intenso poder detergente que actúa sobre las grasas, dividiéndolas en gotas para que las enzimas pancreáticas las puedan procesar.

Aparte de los anteriores, en este momento de la digestión, los alimentos reciben la acción de otros jugos, en este caso propios del intestino, que también contienen enzimas encargadas de romper las moléculas de todo tipo de nutrientes.

Sobre las proteínas, cuyo procesamiento es el más complejo, ejercen su acción las peptidasas, por ejemplo, que las fragmentan con una molécula de agua; por esa razón estas enzimas se denominan *hidrolasas*.

Una vez que el quimo se ha mezclado con todos los jugos y secreciones como se acaba de explicar, cambia su nombre y pasa a llamarse *quilo*. Éste es un líquido de consistencia lechosa que contiene nutrientes; en este estado puede atravesar las paredes del intestino delgado y pasar a la sangre, que distribuye por todo el organismo dichos nutrientes ya descompuestos.

Es una absorción muy lenta y, al final, sólo queda en el intestino la materia no digerible.

Pero los alimentos que sí se han digerido, el agua y minerales que se absorben, lo hacen de la siguiente manera: la mucosa que recubre el interior del intestino delgado tiene múltiples pliegues recubiertos de pequeñas vellosidades que, a su vez, están revestidas de vellosidades aún más pequeñas o microvellosidades, también llamadas *proyecciones microscópicas*. A través de ellas se absorben todos los nutrientes.

Determinadas células permiten que, una vez las vellosidades han absorbido los nutrientes, éstos traspasen la mucosa y penetren en la sangre, que los lleva a todo el organismo, donde quedarán almacenados para cumplir sus funciones o seguirán siendo químicamente procesados. Si en el intestino delgado se produce una ralentización en la velocidad del tránsito y los desechos no pasan en el debido tiempo a su siguiente destino, es decir, no se desplazan hacia el intestino grueso, las paredes de esta zona del tracto digestivo quedan cubiertas de restos y constituyen un ambiente propicio para el desarrollo de parásitos, lo que también supone un impedimento para la asimilación de nutrientes.

En cambio, si los restos que no se han digerido van hacia el intestino grueso, donde habita la flora intestinal, que se compone de microorganismos, sobre todo bacterias, se segregan enzimas muy potentes que atacan a los azúcares compuestos de la fibra. En este proceso de fermentación de los azúcares que realizan ciertas bacterias pertenecientes a la flora intestinal, se producen ácidos orgánicos que contienen cierta energía.

También la mezcla de ácidos, agua y sales minerales se absorbe, al igual que los nutrientes ya digeridos, que atraviesan las paredes intestinales para distribuirse luego por el organismo.

De modo que si todo ha ido bien, mediante los movimientos peristálticos del intestino delgado, el quilo se depositará en el intestino grueso.

Lo que entra en el intestino grueso son las porciones de alimento no digeridas, fibra y células envejecidas que se desprenden de la mucosa y conforman el material de desecho del proceso digestivo; el paso se realiza a través de una válvula llamada *ileocecal*.

Ésta es la penúltima parte del tracto digestivo y la forman el ciego, el colon y el recto. La mayor parte del intestino grueso es el colon; se trata de un tubo muscular que mide un metro y medio de longitud, aproximadamente. Está dividido en cuatro secciones: el colon ascendente o derecho, que se inicia en la zona de unión con el intestino delgado: a esta primera parte del colon se le llama *ciego*; a continua-

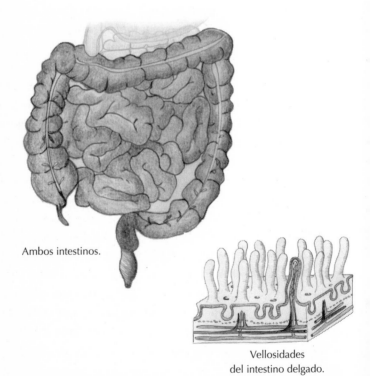

Ambos intestinos.

Vellosidades
del intestino delgado.

ción, está el colon transverso; le sigue el colon descendente o izquierdo y, por último, se encuentra al colon sigmoide, también llamado *sigma* o *ileopélvico*. Esta última sección del colon es la que se une al recto que, a su vez, desemboca en el ano.

En el colon se siguen absorbiendo el agua y los nutrientes de los alimentos; además, sirve como área de almacenamiento de las heces o material de desecho que hemos mencionado antes, donde se depositarán hasta que se expulse a través del ano con la materia fecal.

El colon tiene una enorme importancia para la salud intestinal, lo que se tratará detalladamente más adelante.

El tránsito de los nutrientes

En el apartado anterior, las sustancias nutritivas procesadas por la digestión ya estaban listas para pasar al torrente sanguíneo e iniciar su tránsito hacia los diversos puntos del cuerpo, cada uno de los cuales recibirá el tipo de nutrientes apropiado para cubrir sus necesidades de alimentación.

En esta parte del proceso, interviene el sistema nervioso central, que hace que las sustancias se vayan distribuyendo por los capilares y que puedan llegar a los diversos tejidos del organismo. Cada tejido está compuesto por células que necesitan nutrirse, pero éstas no están en contacto directo con los capilares, sino que flotan en un líquido, cuya composición es similar al agua marina. De modo que, con el fin de que el oxígeno y los nutrientes lleguen a cada célula del organismo, tienen que traspasar las paredes de los capilares y volcarse luego en ese líquido intercelular que les permitirá aprovecharlos.

Algunos tejidos utilizan los nutrientes de inmediato o con rapidez, tal como sucede con el glucógeno muscular o el tejido adiposo, que acumula grasa que servirá como reserva energética a largo plazo o para generar calor corporal.

El aprovechamiento nutricional

Los hidratos de carbono o carbohidratos, como el pan, las patatas, las legumbres, los cereales, las frutas y los vegetales, son alimentos que contienen fécula y fibra.

De ellos, los que somos capaces de digerir son la fécula y el azúcar, que se descomponen por la acción de las enzimas que contiene la saliva, el jugo pancreático y la mucosa intestinal. Una vez la fécula procesada se convierte en glucosa, la sangre puede absorberla y enviarla hacia el hígado, donde quedará depositada para servir como fuente de energía. Los azúcares, una vez digeridos en el intestino delgado, se convierten en glucosa y fructosa.

La fibra, en cambio, no se digiere y pasa por el aparato digestivo sin ser transformada. Ciertos alimentos contienen fibra soluble y otros no. La primera se disuelve en agua y se transforma en una sustancia blanda en el intestino. La fibra insoluble prácticamente no se modifica a su paso por el intestino.

Las proteínas que contienen la carne, los huevos y las legumbres deben ser procesadas por las enzimas antes de poder ser utilizadas por los diversos tejidos orgánicos. Después de su digestión, a cargo del jugo pancreático y la mucosa intestinal, se descomponen en pequeñas moléculas o aminoácidos. Cuando pasan a la sangre, ésta los transporta a diversas zonas del cuerpo, donde producen varios componentes celulares.

Las grasas son una fuente de energía fundamental. Una vez procesadas, proporcionan ácidos grasos y colesterol, que pasan a las células de la mucosa, por la acción de los ácidos biliares.

En cuanto a las vitaminas de los alimentos, también se absorben en el intestino delgado. Son sustancias que se clasifican, según la naturaleza del líquido en el que se disuelven: pueden ser hidrosolubles, o que se disuelven en agua, como todas las pertenecientes al complejo B y la vitamina C; o liposolubles, o solubles en grasa, grupo conformado por las vitaminas A, D, E y K, que quedan almacenadas en el hígado y en el tejido adiposo del organismo. Las vitaminas hidrosolubles no suelen almacenarse con facilidad y sus restos son eliminados a través de la orina.

La materia que se absorbe a través del intestino delgado es, en gran parte, agua y sal, o, lo que es lo mismo, agua en la que hay sal disuelta, procedente de todo lo que se ingiere –sólidos y líquidos– y los diversos jugos que han intervenido en el proceso de la digestión.

Así se ha llegado al fin del proceso y del viaje de los alimentos por el interior de nuestro organismo. Cuando los nutrientes llegan a cada una de las células que conforman los diversos tejidos, aún siguen transformándose; en este caso, por la labor que ejercen las enzimas intracelulares, hasta convertirse en las sustancias propias del metabolismo celular.

Las glándulas y sus secreciones

Las primeras glándulas que intervienen en la digestión son las salivares que se encuentran en la boca. La secreción que producen es la saliva, en la que hay una enzima cuya misión es digerir el almidón de los alimentos y transformar las moléculas grandes de su contenido en otras más pequeñas.

En la membrana que recubre el estómago está situado un grupo de glándulas que segregan ácido y la enzima encargada de digerir las proteínas.

Una vez que el estómago vierte en el intestino el quimo compuesto por alimentos y el jugo ácido mencionado, comienzan a actuar otros órganos que segregan sustancias necesarias para continuar la digestión.

Por su parte, el hígado, como ya se ha dicho, es el encargado de verter el jugo digestivo llamado *bilis*, que anteriormente se almacenaba en la vesícula biliar, y allí permanece mientras no ingerimos alimentos. Cuando lo hacemos, la bilis comienza a salir a través de unos conductos llamados *vías biliares* y se dirige al intestino para mezclarse con las grasas y disolverlas en el líquido intestinal.

Asimismo, la bilis también sirve para que el cuerpo elimine las materias que no se expulsan al orinar y cuya excreción se produce a través de las heces. Las sales que contiene la bilis, una vez cumplidas sus funciones digestivas, se transforman en ácidos biliares que vuelven al hígado, donde se convierten nuevamente en sales.

Una vez disueltas las grasas, serán digeridas por las enzimas del páncreas y de la mucosa del intestino.

Por su parte, la glándula pancreática, produce, a su vez, un líquido con numerosas enzimas que actúan sobre los hidratos de carbono, las grasas y las proteínas, labor en la que también intervienen otras enzimas procedentes de otras glándulas que están situadas en las propias paredes intestinales.

La intervención de las hormonas

En la necesidad de alimentación intervienen ciertas hormonas: el estómago y el intestino delgado producen la hormona llamada *grelina,* que estimula nuestro apetito cuando no hay alimentos en el aparato digestivo. Otras responden a la ingestión de comida, generando sensación de saciedad e inhibiendo las ganas de comer.

Entre otras hormonas que influyen en la digestión, podemos mencionar la gastrina, la secretina y la colecistocinina.

La primera de ellas genera la producción de un ácido que sirve para disolver y digerir ciertos alimentos, así como para que las células de la mucosa estomacal, el intestino y el colon se desarrollen adecuadamente.

En el caso de la secretina, es la responsable de que el jugo segregado por la glándula pancreática tenga un abundante contenido de bicarbonato, que contribuye a alcalinizar la acidez cuando el quimo pasa del estómago a la primera porción del intestino delgado, el duodeno. También actúa estimulando la producción de pepsina en el estómago y la bilis en el hígado.

La última de estas hormonas, la llamada *colecistocinina* es la responsable de que se produzcan las enzimas propias del jugo pancreático y contribuye a que se desarrollen con normalidad las células del tejido de esta glándula; asimismo, colabora a que la vesícula biliar se vacíe correctamente.

La decisiva contribución del sistema nervioso

La tarea del aparato digestivo está controlada por dos tipos de nervios: los llamados *extrínsecos* o *externos*, que envían sus órdenes desde el cerebro o la médula espinal para que los órganos que intervienen en la digestión secreten dos sustancias, denominadas *acetilcolina* y *adrenalina.*

La primera de ellas actúa impulsando la intensa contracción muscular de los órganos del tracto digestivo para que los alimentos y líquidos que ingerimos atraviesen el mismo. Influye, además, en que el estómago y el páncreas produzcan más jugos digestivos.

Por el contrario, la adrenalina relaja los músculos estomacales e intestinales, disminuyendo el flujo de la sangre hacia ellos, retardando o deteniendo el proceso digestivo.

Los nervios intrínsecos o interiores están dispuestos en forma de malla o red insertada en las paredes del esófago, el estómago, el intestino delgado y el colon. Cuando las paredes de los mismos se extienden al recibir los alimentos, estos nervios comienzan a actuar: van liberando diversas sustancias, que pueden acelerar o retardar el paso de los alimentos, así como la secreción de los distintos jugos de cada uno de los órganos pertenecientes al tracto digestivo.

Una intensa colaboración

De modo que los órganos del aparato digestivo, junto a la sangre, los nervios y las hormonas, realizan la tarea de digerir los nutrientes que tienen los alimentos y las bebidas que ingerimos, al mismo tiempo que contribuyen a su posterior absorción por parte del organismo para nutrirlo, y los conducen a todas las partes del cuerpo al realizar el trayecto antes descrito.

Los glúcidos o carbohidratos digeribles se convierten en glucosa y otras sustancias similares, con lo que pasan al torrente sanguíneo.

Una vez que se fragmentan, ya convertidas en aminoácidos, las proteínas tienen el mismo destino que los anteriores.

Los lípidos o grasas se dividen en ácidos grasos y glicerina para atravesar las paredes intestinales, ya sea solos o mezclados con las secreciones del propio intestino y del páncreas.

Después de atravesar dichas paredes, forman lipoproteínas –una combinación de grasas y proteínas del intestino–, denominadas *quilomicrones*.

El sistema linfático las transporta al corazón y, desde allí, se vierten al flujo sanguíneo. Sin embargo, no todos los lípidos realizan el mismo trayecto, sino que algunos penetran directamente en los capilares sanguíneos que alimentan al intestino.

Diez puntos para destacar

- Cuando comemos se inicia un proceso destinado a que las células que forman los tejidos de nuestro organismo dispongan de los materiales necesarios para alimentarse, así como para regenerarse, en caso de estar deterioradas.

- El aparato digestivo es un conjunto de órganos que intervienen en la digestión y, en suma, está constituido por el tracto o tubo digestivo, que realiza un recorrido descendente, que se inicia en la boca y finaliza en el ano.

- La digestión es la descomposición de los alimentos en porciones pequeñísimas para que puedan ser absorbidos por el torrente sanguíneo y transportados por todo el organismo, que los aprovecha para su funcionamiento.

- La única función digestiva voluntaria es la bucal; por eso, debemos masticar los alimentos hasta convertirlos prácticamente en líquido antes de tragar; de ello depende la buena digestión y la prevención de numerosas dolencias digestivas.

- El bolo alimenticio penetra en el estómago a través de una válvula llamada *cardias* y, cuando el estómago ha cumplido su función, se vacía en el intestino delgado, atravesando otra válvula denominada *píloro*; entonces se convierte en quimo y continúa el proceso.

- Los órganos del aparato digestivo, junto a la sangre, los nervios y las hormonas, realizan la tarea de digerir los nutrientes y su posterior absorción, al mismo tiempo que los transportan por todo el organismo para nutrirlo.

- Los carbohidratos, como el pan, las patatas, las legumbres, los cereales, las frutas y los vegetales, son alimentos que contienen fécula y fibra. Los azúcares, una vez digeridos, se convierten en glucosa y fructosa.

- Las porciones de alimento no digeridas –fibra y células envejecidas que se desprenden de la mucosa– son desechos que van al colon y luego se expulsan con la materia fecal.

- Las proteínas que contienen la carne, los huevos y las legumbres deben ser procesadas por las enzimas antes de poder ser utilizadas por los diversos tejidos orgánicos.

- Las vitaminas hidrosolubles, como las del complejo B y C, no se almacenan fácilmente y su exceso se expulsa con la orina. Las liposolubles: A, D, E y K quedan almacenadas en el hígado y en el tejido adiposo del organismo.

Capítulo 2:

EL COLON: UN ÓRGANO CLAVE

El intestino grueso o colon es la zona final del tracto digestivo. Podemos compararlo con un tubo flexible que mide entre tres y ocho centímetros de diámetro y casi un metro y medio de largo. Rodea al intestino delgado y, además de dos zonas de unión, una de ellas con éste y otra con el recto, consta de cuatro partes.

Ambos intestinos –delgado y grueso– se unen a través del intestino ciego, que los separa la válvula ileocecal, que impide que, una vez que los desechos de la digestión se han depositado en el colon, vuelvan en sentido ascendente al intestino delgado.

Anexo al ciego se halla el apéndice, un pequeño saco que está adherido a éste y que pertenece al sistema inmunológico de nuestro organismo.

En la medicina ayurvédica y la medicina tradicional china, el apéndice tiene una función muy importante, ya que proporciona al colon y a otras partes del organismo bacterias beneficiosas que sirven para neutralizar sustancias tóxicas.

Por su especial posición, las bacterias amigas que genera se mezclan con la materia fecal cuando ésta se transporta por el intestino grueso, lo que le permite expulsar las bacterias dañinas e incluso cierto tipo de hongos.

Así, el apéndice ejerce una acción protectora, gracias a la elaboración de sustancias químicas que atacan a las materias que pueden crear, entre otras muchas enfermedades, tumores.

Aunque las antiquísimas medicinas orientales mencionadas ya conocían las funciones beneficiosas del apéndice hace muchísimos años, hasta hace muy poco tiempo, en Occidente, una de las intervenciones quirúrgicas más frecuentes era la extirpación del apéndice. Afortunadamente, hoy esta idea ha ido cambiando y son cada vez más los investigadores, tanto cirujanos como inmunólogos, que afirman que en este órgano se generan gérmenes beneficiosos que protegen los intestinos.

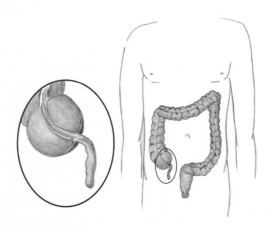

Apéndice y su unión con el intestino.

Las partes del colon propiamente dicho son el colon ascendente o derecho, que conecta con el intestino delgado y discurre hacia arriba, a la derecha del abdomen.

El colon transverso es contiguo a la parte anterior, pero cambia de dirección y atraviesa horizontalmente el abdomen, desde el lado derecho hacia el izquierdo. En sus extremos hay dos ángulos denominados, respectivamente, ángulo hepático del colon, que es la unión entre el ascendente y el transverso, y ángulo esplénico, situado a la izquierda y formando la unión de este último con el colon descendente.

El colon vuelve a cambiar de dirección y pasa a denominarse *descendente* o *izquierdo*; se extiende hacia abajo para continuar en el colon sigmoide, sigma o iliopélvico, que debe su nombre a que tiene forma de S.

Esta última parte del órgano continúa en el recto que, a su vez, desemboca en el exterior a través del ano.

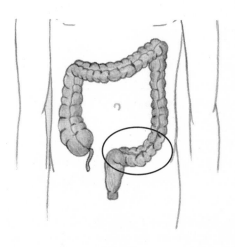

Colon.

Las paredes del colon están formadas por varias capas de tejido; en esta zona habita gran cantidad de bacterias que se ocupan de sintetizar la vitamina K y el ácido fólico; entre otras, podemos citar *Escherichia* coli o *Streptococcus fecalis*.

La flora del colon también contribuye a convertir los almidones en glucosa.

El tejido del intestino grueso es irrigado por la sangre, que circula por varias e importantes arterias, y también lo atraviesan nervios pertenecientes, como en el resto del tubo digestivo, al sistema nervioso autónomo, aunque en una parte del colon transverso se localizan nervios del sistema parasimpático o procedentes de la médula espinal.

En este órgano no se encuentran glándulas, ni microvellosidades o válvulas, pero sí numerosas células caliciformes (en forma de cáliz), mientras que las células de su epitelio son iguales a las que pertenecen a la misma zona del intestino delgado.

Las funciones del colon

Se trata de un órgano que no segrega jugos digestivos; su función más importante es la excreción, es decir, la conducción y expulsión del organismo de todo aquello que éste no pudo digerir ni asimilar.

El bolo alimenticio, que pasa a llamarse *quimo* cuando llega al estómago y *quilo* cuando se encuentra en el intestino delgado, como se ha explicado anteriormente, al llegar al ciego, vuelve a cambiar su nombre y se denomina *bolo fecal*. Al principio, éste es líquido, pero el colon se encarga de absorber el agua y las sales del material digestivo que procede del intestino delgado y elimina todo lo que no es útil para el organismo. El agua, las fibras, las sales y la bilis, así como ciertas fibras de los vegetales, cuyo contenido en celulosa resiste la acción bacteriana, constituyen la materia fecal. Ésta se desplaza por acción peristáltica de derecha a izquierda en el interior del colon.

Además de ocuparse del almacenamiento y la evacuación de desechos digestivos, otras funciones de esta parte del aparato digestivo son la acción antitóxica que ejerce su flora —una de sus labores fundamentales—, y también puede tener una función nutritiva en determinados casos.

En su función de depósito, al recibir desechos y restos de alimentos y líquidos, su flora actúa a través de microorganismos que continúan la descomposición ya realizada en otras partes del tubo digestivo. En el transcurso de este proceso puede producirse fermentación, en cuyo caso se liberan gases que pueden ser nocivos y, si penetran en el torrente sanguíneo, el cuerpo puede enfermar por intoxicación.

De manera que considerar al colon únicamente como un tubo excretor de desechos, lo que, indudablemente, es muy importante para la salud general del organismo, es una idea incompleta que no contempla su importancia en otros aspectos. Por ejemplo, que la flora de este órgano también interviene en la conversión en glucosa aprovechable de la fibra o celulosa de los vegetales que otros jugos digestivos no pueden procesar, o que también tiene una función de síntesis de las vitaminas del grupo B y K, además de combatir y destruir microbios y bacterias nocivas.

Una flora intestinal equilibrada, con capacidad de cumplir correctamente con todas sus funciones, es muy positiva para la salud tanto física como psíquica, mientras que su escasez en microorganismos colaboradores o su alteración

genera dolencias de mayor o menor gravedad y, en consecuencia, se deteriora notablemente la calidad de vida.

El tránsito intestinal para evacuar los desechos depende
del tamaño del bolo fecal y de las contracciones musculares
de las paredes del colon; desde que ingerimos un alimento hasta que evacuamos sus residuos con las heces pasan
aproximadamente unas veinte horas.

Lo ideal es evacuar por lo menos una vez al día. Cuando
el proceso digestivo se ha realizado correctamente, las heces
tienen un aspecto homogéneo, salvo por su contenido de
porciones vegetales duras, como la piel de ciertos frutos. Asimismo, su olor es discreto y la tonalidad es marrón, salvo en
los casos de ingesta de ciertos alimentos, que pueden teñirlas
de otro color, como ocurre si comemos ciertos vegetales, sin
que eso suponga indicio de mala salud. Su peso aproximado

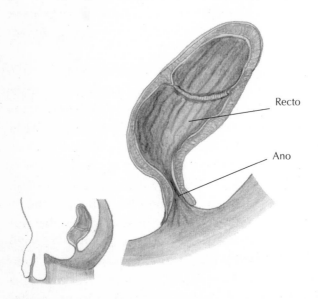

Recto

Ano

Última parte del colon: el recto y el ano.

debería ser entre cien y ciento cincuenta gramos de materia y, si su consistencia es la debida, no deberían manchar el ano al atravesarlo.

Cuando la materia fecal llega al recto, los poderosos músculos del esfínter anal se dilatan para que se produzca la deposición.

Dolencias leves y frecuentes

Una dieta desequilibrada influye de manera decisiva sobre el intestino grueso, determinando el incorrecto desarrollo de sus funciones y, si la ingesta de alimentos poco saludables se prolonga en el tiempo o se produce con frecuencia, el resultado es que sus paredes se debilitan y se hacen permeables, con la consecuencia de que dejan pasar los desechos hacia el organismo a través de la sangre, lo que implica que otros órganos también enfermen.

De manera que cuando aparecen trastornos, por más comunes que éstos sean, deben ser atendidos y debidamente curados para que no se conviertan en dolencias más graves.

Un gran número de enfermedades del propio intestino, los riñones, la piel e incluso inflamaciones de pulmón, garganta o nariz, entre otras, son producto de la defectuosa o escasa actividad de la flora intestinal, que, al no realizar su labor adecuadamente, incide en la expulsión deficiente de desechos y, por tanto, en una pobre higiene intestinal que intoxica al organismo, generando inflamación o infección en las más diversas zonas.

Entre las dolencias más comunes relacionadas con una actividad deficitaria del colon podemos citar las que se describen en los siguientes apartados:

Flatulencias

Son más un síntoma que una enfermedad, generalmente de la diarrea, las colitis o el estreñimiento. Las flatulencias son una acumulación de gases que, a la larga, dilatan las paredes del tracto digestivo, hinchando el abdomen y generando en muchos casos dolor. Los gases son la consecuencia de la fermentación y la putrefacción de alimentos mal digeridos, debido a una alimentación desequilibrada como la ingesta de bebidas carbónicas o el exceso de frituras, sal o dulces y alcohol. También pueden deberse a problemas en la flora intestinal, que no elimina los microorganismos tóxicos, aunque, asimismo, su origen en ocasiones es de tipo nervioso. Por ejemplo, en estados de ansiedad, el ritmo intestinal se acelera y se deglute más aire; en los casos de estreñimiento, al permanecer las heces más tiempo del debido en el colon, también se acumulan los gases.

Aerofagia

Es el nombre que recibe el trastorno, sumamente corriente, de ingestión de aire que se expulsa eructando. En algunas personas es la consecuencia de comer rápido, sin casi masticar y tragando aire al mismo tiempo. A veces se produce al masticar chicle; es muy molesto y, al acumularse los gases en el estómago y tener dificultad para expulsarlos, se produce una elevación del diafragma, lo que da lugar a palpitaciones.

Es fácil de evitar si se aprende a comer correctamente, a masticar y ensalivar bien los alimentos, haciéndolo a un ritmo lento y sin presiones ni ansiedad nerviosa.

Estreñimiento

Se trata de otro problema muy común que sufren millones de personas y que, con frecuencia, no se considera una enfermedad. Es la dificultad para defecar o que las deposiciones sean de heces muy duras, aunque no hay un criterio unificado de en qué consiste el estreñimiento, también llamado *constipación*. La razón es que no todas las personas tienen el mismo ritmo de deposiciones: en algunos casos éstas no son diarias, lo que no necesariamente indica estreñimiento, ya que si se defeca cada dos días, pero el bolo fecal tiene las características antes mencionadas acerca de su consistencia y otras particularidades, la persona no está estreñida. No obstante, si se evacua menos de tres veces en una semana sí se considera que existe este trastorno.

Los síntomas de estreñimiento suelen ser dolor al mover el intestino, sensación de no haber realizado una evacuación completa, pesadez de estómago, hinchazón abdominal, cefalea, fatiga, e incluso dolor en la parte inferior de la espalda.

Es importante saber que el estreñimiento está relacionado en numerosos casos con otras molestias, tales como ciertos trastornos nerviosos, neuralgias o migrañas.

Cuando en el colon hay depositada materia fecal durante varios días y se acumulan toxinas sin evacuarlas, éstas atraviesan la pared del intestino grueso y son un riesgo para el organismo.

Las causas del estreñimiento se hallan en factores de mal funcionamiento intestinal y digestivo, así como en las dietas inapropiadas o hábitos incorrectos de vida.

Entre las primeras podemos citar la escasez de secreciones biliares, poca hidratación del bolo alimenticio o falta de tonicidad de la musculatura abdominal que determina una incorrecta peristalsis.

En cuanto a la dieta, los dos factores principales que causan el estreñimiento se deben a la poca ingestión de líquido y a la pobreza de fibra en una alimentación que incluye pocos vegetales y legumbres y, en cambio, contiene abundancia de carnes o de alimentos refinados. Asimismo, pueden influir la toma de ciertos medicamentos como, por ejemplo, los antiácidos, los análgésicos, los antinflamatorios, los suplementos de hierro, los antidepresivos o los remedios para reducir una elevada tensión arterial. Pero, fundamentalmente, provoca estreñimiento recurrir a laxantes que generalmente las personas toman sin prescripción médica y que, a la larga, consiguen que el organismo se acostumbre a ellos, hasta generar una dependencia que determina una pereza del intestino para evacuar de forma natural.

Ciertos malos hábitos propios del estilo sedentario de la vida actual también influyen de manera importante en este problema; entre ellos, la falta de ejercicio; la constante exposición a situaciones de estrés; las tensiones emocionales; y, esto es crucial, la desatención del reflejo de defecar, por considerar que no se está en el propio cuarto de baño o en uno en el que la persona tenga las condiciones apropiadas de privacidad y comodidad, que la llevan a posponer la deposición.

Al retrasarse o impedirse la defecación cuando el organismo avisa de que está preparado para ello, se consigue que, finalmente, éste deje de avisar y vaya acumulando los residuos.

En muchas personas se alternan episodios de estreñimiento y diarreas durante períodos intermitentes o prolongados. El 20 % de la población del mundo dice padecer episodios de estreñimiento de manera crónica. Los casos puntuales o agudos generalmente se deben a cambios en la rutina o la alimentación, a los viajes o a la ingesta durante cierto período de algunos medicamentos. Incluso hay casos en los que está determinado en las mujeres por hallarse en el período menstrual, premenstrual o de embarazo. Asimismo, puede afectar a personas de edades avanzadas o ser consecuencia de otras enfermedades.

Hay quienes padecen de estreñimiento crónico y lo sufren a lo largo de veinte años o más; muchas de esas personas pueden llegar a desarrollar dolencias mayores debido a ello, tales como hemorroides, fístulas e incluso cánceres de colon.

Fecalomas

Aunque no es muy frecuente, este trastorno se incluye por ser el estreñimiento su causa principal.

Un fecaloma es una masa de heces duras, de una consistencia similar al cemento, que quedan depositadas en los pliegues del recto. Se producen como consecuencia de una larga retención y acumulación de la materia fecal, a raíz de un estreñimiento prolongado y malos hábitos al defecar.

Los síntomas de este trastorno son una continua secreción de líquido a través del recto, dolor en la zona, cólicos, necesidad de deponer sin conseguirlo, y se evidencian en forma de una masa dura que puede palparse en el bajo vientre; pueden también desencadenarse diarreas por esta razón.

En personas de edad avanzada, a las causas mencionadas antes se suman la debilidad en el tono muscular, sedentarismo y poca ingesta de líquidos o fibra.

Muchas veces, la única solución para subsanar este problema es la extracción manual de los fecalomas.

Diarreas

Cuando el organismo está cargado de toxinas depositadas en el colon, la defensa que éste genera para eliminarlas es la diarrea. En estos casos, las paredes del órgano se irritan, el peristaltismo intestinal se exacerba perdiendo la coordinación y sus movimientos son más frecuentes.

Las deposiciones diarreicas son líquidas, rápidas y se repiten una tras otra en breves lapsos de tiempo. Por lo general, se diagnostica que una persona tiene diarrea si sus heces tienen un peso que excede los doscientos gramos diarios y su contenido es líquido en un 70 %; además, debe evacuar más de tres veces diarias durante un par de días o más.

Cuando el color de la deposición es entre amarillo y rojo indica una irritación del intestino delgado; en cambio, si el tono es marrón, demuestra que hay trastornos en el colon izquierdo. Si las heces son espumosas y amarillentas se trata de fermentación de desechos en el ciego y si el tono de la diarrea es verdoso, se debe al tipo de alimentos ingeridos. En casos muy graves, la materia fecal puede contener alimentos sin digerir, sangre, moco y pus.

Las causas de este trastorno son de índole variada: mala digestión de los alimentos; empacho; combinación incorrecta de productos alimenticios que provocan putrefacción y fermentaciones; alergia a algunos productos; cierto tipo de virus; medicamentos, tales como antibióticos, que destruyen en parte la flora intestinal, o prescritos para problemas cardiovasculares; exceso de laxantes; antiácidos que contienen magnesio, etcétera.

Asimismo, puede producirse diarrea por motivos de tipo emocional o nervioso: estrés, temores, ansiedad y otras situaciones similares.

Esta dolencia se presenta en la gran mayoría de los casos en su forma aguda; es infecciosa cuando la produce un virus o se debe a la presencia de parásitos, hongos o bacterias en el intestino. Es el caso de la conocida como «diarrea del viajero», generalmente cuando se está en zonas donde el agua no es potable, pero igualmente se bebe. También hay casos de contagio por contacto con animales de granja o por transmisión de parientes o amigos que padezcan estas variantes de diarrea que se contagian. Las deposiciones diarreicas pueden ir acompañadas de otros síntomas, como dolor abdominal, inapetencia o intolerancia a los alimentos, náuseas, vómitos y fiebre. En ciertos grupos de población, como niños o ancianos, puede ser grave, debido al peligro de deshidratación que conlleva.

La diarrea crónica se prolonga durante bastante tiempo; suele ser resultado de muchos factores y, a veces, es síntoma de trastornos más importantes, entre ellos de colitis ulcerosa, enfermedad de Crohn o inadecuado funcionamiento de la glándula pancreática.

No obstante, puede ocurrir a la inversa: que las diarreas persistentes agraven la irritación del tejido del colon, se conviertan en colitis e incluso en cáncer de colon.

Colitis

Cuando el colon sufre una irritación continua por las toxinas allí depositadas, la mucosa que tapiza sus paredes se inflama; es lo que se denomina *colitis*. Puede localizarse en diversas partes del órgano y, en ocasiones, en las heces de quienes sufren esta enfermedad se aprecian huellas de sangre o pus.

Si el trastorno se prolonga, las paredes del colon se hacen más duras o aparecen úlceras, que pueden desembocar en necrosis de los tejidos y comienza a existir riesgo de padecer cáncer.

En muchos casos, esta dolencia se debe a la toma de medicamentos, entre otros, ácido acetilsalicílico, ácido ascórbico (vitamina C) o hierro, los cuales pueden generar la irritación de la mucosa y su inflamación. Es preciso saber que cuando un tejido se inflama se está produciendo una de las primeras reacciones del sistema inmunológico ante la presencia de una infección. El tejido se hincha y enrojece por la afluencia de sangre a la zona.

Los antibióticos son también causa de una de las variantes de esta enfermedad, porque modifican el equilibrio de la flora intestinal, lo cual permite la proliferación de microorganismos nocivos o la actividad intestinal se ve alterada por bacterias y parásitos como las amebas, o virus de distinto tipo.

Ciertas alergias, o la intolerancia a las grasas animales, a los productos lácteos, a los picantes y a los azúcares también pueden influir en un mal funcionamiento intestinal que desemboque en colitis.

Entre los síntomas más comunes de la colitis se encuentra la diarrea, aunque en algunos casos –muy raros– puede haber estreñimiento; el recto se inflama, el enfermo tiene gases; experimenta dolor abdominal y calambres o retortijones, sufre pérdida de peso por inapetencia, nota debilidad y tiene fiebre.

En su forma ulcerosa, la colitis es crónica y debe su nombre a que el colon presenta heridas o úlceras. En este caso, además de los síntomas antes citados, la diarrea contiene sangre. No existe una causa concreta que se conozca de este problema; en ocasiones se atribuye a un factor hereditario. Una de sus graves complicaciones es la colitis tóxica, que cursa con un importante daño en las paredes intestinales, con pérdida de firmeza de la musculatura del colon, que se ensancha en un breve lapso de tiempo.

La ansiedad y el desequilibrio emocional debidos a diversos factores causan en algunas personas contracciones en la capa muscular del intestino grueso y movimientos digestivos, cólicos, diarrea o estreñimiento, lo que se denomina *colitis nerviosa*.

Otra variante de la enfermedad es la colitis mucosa, también conocida como *colon irritable* o *colon espástico*. Se trata de un fenómeno de descoordinación del peristaltismo, que impide el avance regular de las heces por la última parte del intestino grueso hasta el recto, un tubo corto que llega hasta el ano para su expulsión.

En la mayoría de los casos, la causa de esta dolencia es de origen emocional y debida al estrés y la ansiedad, aunque también puede provocarla el abuso de laxantes.

Los síntomas más evidentes son diarreas o estreñimiento que se alternan, espasmos o dolor al defecar, flato, abdomen hinchado y náuseas, entre otros.

Por lo general, los tratamientos médicos convencionales sólo están dirigidos a mitigar los síntomas, ya que la mayoría de personas afectadas sufren esta enfermedad durante toda la vida, y se suceden períodos de mejoría con otros de crisis.

Enfermedad de Crohn

Ésta es una dolencia crónica en la cual el sistema inmunológico de una persona ataca su propio intestino y le produce una inflamación, de modo que se incluye en el mismo grupo de enfermedades al que pertenece la colitis ulcerosa. No se conoce su origen, aunque se le atribuye cierto factor genético; sin embargo, quienes la padecen son personas con riesgo de contraer cáncer de colon. Puede aparecer en cualquier lugar del tracto digestivo. Recibe diversos nombres según la zona de localización y, cuando se trata del colon, se denomina *colitis de Crohn*. Cuando afecta a la última parte del intestino delgado, la zona inferior denominada íleon y también al colon se denomina *ileocolitis*.

Los síntomas son bastante variados: algunas personas prácticamente no tienen ninguno y otras registran molestias importantes continuamente. La enfermedad alterna períodos activos o brotes, junto con períodos de remisión, en los que desaparece la desagradable sintomatología. En la época de brotes suelen sentirse dolores abdominales o inapetencia, puede existir pérdida de peso, debilidad, diarrea, vómitos y fiebre.

Cuando sólo se localiza en el colon, lo más relevante es la profusión de diarreas en las que, en ocasiones, pueden evidenciarse sangrados. Esta dolencia puede generar abscesos, fístulas y fisuras anales.

Hasta la actualidad no se ha hallado ninguna cura para la enfermedad de Crohn, aunque se controla mediante la dieta, cierto tipo de fármacos e incluso a veces es preciso recurrir a la cirugía. Sin embargo, aun después de pasar por el quirófano, transcurrido cierto tiempo, puede volver a padecerse.

Parasitosis y hongos

Parasitismo es el término que se emplea cuando dos especies vegetales o animales conviven, nutriéndose una de ellas a expensas de la otra. El parásito es el que se aprovecha y el que lo aloja y alimenta es el huésped.

En cuanto a las micosis o infecciones por hongos, por lo general estamos familiarizados con ellas cuando afectan a la epidermis: pie de atleta, uñas, etcétera; sin embargo, los hongos pueden alojarse también en el tracto digestivo.

Parásitos intestinales

Hay muchos tipos de parásitos que pueden vivir en los intestinos. Aunque en la gran mayoría de los casos se instalan allí por ingerir agua contaminada, alimentos en mal estado, carnes de animales o pescado que son portadores y vegetales mal lavados, si el colon está débil y contiene gran cantidad de desechos, los parásitos encuentran un medio adecuado para proliferar y multiplicarse.

Los síntomas que indican que una persona tiene parásitos intestinales son palidez; estado anémico; inapetencia y pérdida de peso; fatiga o dolor de vientre, que puede ser en forma de cólicos y dolor de cabeza; también la tos puede ser indicio de parasitosis; algunos enfermos tienen fiebre; diarrea y vómitos; pueden padecer insomnio o notar que sus dientes crujen durante el sueño. A veces también se producen cambios de carácter y están constantemente irritados o se vuelven violentos, del mismo modo que experimentan picores en la zona anal.

Todos los parásitos le quitan nutrientes al huésped para alimentarse, y segregan toxinas y venenos nocivos para el organismo en general y el sistema nervioso; además, poco a poco van irritando y deteriorando las mucosas intestinales e incluso pueden causar hemorragias.

Para prevenir que se alojen parásitos en el intestino es preciso lavar concienzudamente los alimentos antes de consumirlos; realizar una correcta combinación de los productos que se incorporan a la dieta; tratar de consumir la menor cantidad posible de azúcar y harinas refinadas y, si se puede, consumir menos carne, ya que este producto genera las condiciones adecuadas para que aparezcan.

Además de los gusanos que se ingieren con los alimentos, también es posible infectarse si se ha manipulado productos que los contienen y luego se llevan las manos a la boca, de modo que, involuntariamente, los parásitos que pueden hallarse en la piel de las frutas o en las hojas de las verduras se introducen en el organismo.

Una vez que se comprueba que en el tracto intestinal se han alojado parásitos, es preciso detener su multiplicación y expulsarlos, sin recurrir a métodos que deterioren aún más el aparato digestivo, debilitándolo, y después realizar un tratamiento curativo y cicatrizante para volver a fortalecer y recuperar la salud de la zona.

Micosis

La candidiasis o infecciones por *Candida* son frecuentes en la zona mucosa de la boca, la faringe, el estómago, los intestinos delgado o grueso y la vagina.

Aunque se considera una enfermedad secundaria a otros problemas de salud, siempre es indicio de deficiencia inmunológica y coadyuva al agravamiento de otras dolencias. En el caso del intestino, el género de micosis antes mencionado, representa el 90 % de las infecciones, un 5 % corresponde a mohos y el resto es una mezcla de varios tipos de hongos.

Los mohos penetran en el organismo al respirar en zonas húmedas, como cuevas, sótanos o porque están presentes en los alimentos.

Una alimentación rica en carnes, es decir, ácida, así como la leche y sus derivados, o los glúcidos, favorecen la proliferación de hongos y, si esto va acompañado de falta de la cantidad de fibra necesaria para una adecuada movilidad intestinal y el abuso de medicamentos, conforman la situación ideal para la multiplicación micótica, debida a una reducción de las defensas. Los medios ácidos son especialmente propicios para su proliferación.

Los hongos segregan sustancias tóxicas, y al fermentar sus toxinas, alteran el buen funcionamiento orgánico general.

Los hongos del género *Candida* que están clasificados superan los doscientos, pero sólo veinte de entre ellos son nocivos; el exceso de azúcar favorece la aparición de todos ellos y su multiplicación. También el contacto con animales domésticos, como pájaros o gatos, pueden producir contagio.

Los síntomas de que se padece esta dolencia son excrementos ácidos y de muy mal olor; avidez por tomar dulces; flatulencia, diarrea o estreñimiento alternados o sólo uno de estos problemas y enfermedades cutáneas recurrentes, entre otros.

Están especialmente expuestas las personas que han realizado un tratamiento con antibióticos, corticoides o que han recibido sesiones de quimioterapia, todo lo cual incide desfavorablemente en un buen sistema inmunológico; lo mismo ocurre con las mujeres que toman anticonceptivos anovulatorios.

Los hongos en el intestino grueso son especialmente peligrosos, porque en esta zona del cuerpo reside una parte importante del sistema inmunológico, de tal forma que es fácil que, desde allí, la enfermedad se extienda hacia todo el organismo y que se multipliquen las toxinas, e invadan el torrente sanguíneo y el sistema linfático, lo que acaba por generar intolerancia a diversos alimentos.

Las personas con las defensas altas y con un buen estado de salud son capaces de acabar con las células de los hongos apenas penetran en el torrente sanguíneo, pero si éstos llegan al intestino reiteradamente, terminan por minar dichas defensas y se infecta todo el cuerpo, ocasionando una micosis orgánica general.

Un defensor del organismo

Ya hemos dicho que el apéndice es un pequeño saco adherido al ciego, vermiforme, es decir, con forma de gusano, y que tiene una importante función en nuestro sistema inmunológico, ya que está formado por tejidos linfoides cuyas células contienen anticuerpos que atacan a los microorganismos nocivos. Este órgano tiene tendencia a la irritación y a las inflamaciones; cuando eso ocurre estamos ante una de las enfermedades que obliga a pasar por el quirófano a un gran número de personas si son tratadas por médicos alópatas.

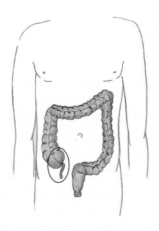

Apéndice y su unión con el intestino.

Apendicitis

Tanto la ingestión de materias no digeribles, como las semillas de ciertos frutos o las toxinas que quedan almacenadas en el colon, debido a una alimentación incorrecta que determina el estreñimiento y la putrefacción de la materia almacenada que irrita al intestino grueso, son algunas de las causas que provocan problemas en el apéndice.

La cirugía para extirparlo es una de las más comunes y, en ocasiones, se realiza de urgencia, porque el órgano está obstruido por heces u otros cuerpos extraños, e incluso puede llegar a tener abscesos o tumores, aunque esto último suele ser muy raro.

En muchos casos, la apendicitis es de difícil diagnóstico debido a la gran variedad de síntomas o a la imprecisión de los mismos. El más habitual es dolor en el abdomen, en la zona de alrededor del ombligo, que comienza de manera suave pero posteriormente se agudiza. También puede que se pierda el apetito, que se tengan náuseas y vómitos, fiebre no muy alta y un dolor reflejo en la pierna derecha.

Otros síntomas que se registran son escalofríos, diarrea o estreñimiento y temblores y, a medida que se agrava la dolencia, el desplazamiento del dolor hacia el bajo vientre.

Si el apéndice se desgarra, en principio el dolor remite un poco y el enfermo experimenta cierto alivio, pero si se infecta o inflama la cavidad abdominal, la enfermedad se agrava y se produce una peritonitis, uno de los casos en que se aplica la cirugía urgente.

Diez puntos para destacar

- El colon es la zona final del tracto digestivo: un tubo flexible de entre tres y ocho centímetros de diámetro y casi un metro y medio de largo que rodea al intestino delgado y se une a él por una parte y con el recto, por otra, además de tener cuatro partes diferenciadas.

- Las funciones del colon son: almacenamiento y evacuación de desechos digestivos y acción antitóxica que ejerce su flora; asimismo, en determinados casos, tiene una función nutritiva.

- Muchas enfermedades del propio intestino, los riñones, la piel, e incluso inflamaciones de pulmón, garganta o nariz, entre otras, son producto de la defectuosa actividad de la flora intestinal y una expulsión deficiente de desechos, que intoxica al organismo.

- La aerofagia es una acumulación de gases, por fermentación y putrefacción de los residuos de una alimentación desequilibrada. Los gases dilatan las paredes del tracto digestivo, hinchando el abdomen y generando dolor, aunque también pueden deberse a problemas nerviosos.

- Millones de personas padecen estreñimiento. Cuando el colon contiene desechos fecales durante varios días y se acumulan toxinas sin evacuarlas, éstas atraviesan la pared del intestino grueso y son un riesgo para todo el organismo.

- La diarrea son heces líquidas y deposiciones rápidas que se repiten en breves intervalos de tiempo. Se diagnostica como tal si se evacua tres veces diarias, durante varios días, heces que pesan más de doscientos gramos y su contenido es líquido en un 70 %.

- La irritación continua del colon por las toxinas depositadas allí inflama la mucosa que tapiza sus paredes, generando colitis. Puede afectar a diversas partes del órgano y, a veces, en las heces se aprecian huellas de sangre o pus.

- En el intestino pueden alojarse muchos tipos de parásitos. Como prevención, debe tenerse cuidado con el agua que se bebe, la frescura de los alimentos y lavar bien los vegetales. Si el colon está débil y contiene gran cantidad de desechos, los parásitos proliferan y se multiplican.

- Las micosis se consideran secundarias a otros trastornos, pero indican deficiencia inmunológica y coadyuvan al agravamiento del paciente. En el intestino, el 90 % de las infecciones por hongos se debe a *Candida*; un 5 % corresponde a mohos y el resto es una mezcla de varios tipos.

- El apéndice es un pequeño saco adherido al ciego, con forma de gusano; tiene una importante función en el sistema inmunológico. Produce bacterias beneficiosas que combaten las dañinas e incluso protegen contra la formación de tumores.

Capítulo 3

ENFERMEDADES GRAVES
Y PRUEBAS DIAGNÓSTICAS

Los trastornos intestinales frecuentes o comunes, que no revisten gravedad si se tratan a tiempo, sencillamente cambiando de hábitos dietéticos y de forma de vida, pueden agravarse y convertirse en crónicos, si no se les da la debida importancia. A veces, el enfermo se autodiagnostica y decide tomar laxantes, en ciertos casos, o medicamentos contraindicados, en otros, lo que genera importantes dolencias intestinales y, en el caso de un órgano tan sensible como el colon, problemas realmente graves para la salud.

Las tres enfermedades que se describen a continuación, y que suelen ser extremadamente molestas y dolorosas, están directamente relacionadas con el estreñimiento y las toxinas que atacan al intestino grueso y al recto o el ano en diversas zonas:

Una molestia constante

Se denomina *hemorroides* o *almorranas* o *tumor rectal* a la dolencia que consiste en la dilatación e hinchazón de las venas del ano y del recto. Más de 50 % de los hombres y las mujeres son propensos a padecerlas a partir de los treinta años.

Si las venas hinchadas se inflaman pueden producirse hemorragias; asimismo, la sangre estancada en el colon y profusamente poblada de toxinas genera la dilatación de las venas.

En las mujeres, pueden aparecer durante el embarazo y después del parto, a raíz de un esfuerzo en el momento del alumbramiento. En muchos casos, también son la consecuencia de un estreñimiento prolongado o de episodios frecuentes del mismo que obligan a las personas que lo padecen a esforzarse cuando deben deponer y así se va creando una irritación e inflamación en las zonas mencionadas, o infecciones anales que son factores que, asimismo, contribuyen a la aparición de las hemorroides; sin embargo, y aunque pueda parecer paradójico, la diarrea también puede provocarlas.

Algunos especialistas señalan que los factores hereditarios igualmente inciden en la aparición de esta dolencia o que la postura a la que obligan ciertos trabajos de permanecer durante largo tiempo sentados pueden ejercer presión y que, a raíz de ésta, se hinchen las venas rectales.

Se diferencia entre hemorroides internas y externas: las primeras están en el interior del ano, al inicio del recto, mientras que las del segundo tipo se localizan en el orificio anal y hasta pueden «asomarse» al exterior.

Entre los síntomas de las hemorroides hay que mencionar dolor al deponer y al estar sentado, prurito anal, excreción mucosa, sensación de ardor o quemazón, aparición de sangre roja brillante en la materia fecal y protuberancias tumefactas y sensibles cercanas a la zona anal.

Las almorranas pueden degenerar hasta convertirse en una trombosis.

Tejidos desgarrados

La materia fecal almacenada durante más tiempo del necesario contiene toxinas y microorganismos que irritan la sensible mucosa del colon y el ano, hasta que finalmente ésta se agrieta: es lo que se denomina una *fisura anal*.

Se trata de una enfermedad sumamente dolorosa, hasta tal punto que, en ocasiones, se producen espasmos por el dolor intenso y también se registran casos en que personas que la sufren han perdido la conciencia, sobre todo al defecar: es el llamado *síncope anal*.

La fisura consiste concretamente en una ulceración o desgarro en sentido longitudinal producido entre los pliegues del ano y se considera aguda si el dolor y otros síntomas asociados, como el sangrado, se mantienen durante un mes o mes y medio; si persiste pasado este período con síntomas variables, se considera una dolencia crónica. Las fisuras del primer tipo suelen curarse espontáneamente en un importante porcentaje de los casos, sobre todo, si se corrige el estreñimiento; las crónicas afectan muy negativamente a la calidad de vida. Es importante consultar a un especialista apenas aparecen los primeros síntomas y no dejar que este trastorno se agrave o se convierta en crónico, ya que, en estos casos, la solución sólo puede ser quirúrgica, y no es en modo alguno una buena solución, porque uno de los efectos posteriores a la cirugía en esta zona suele ser la incontinencia fecal.

Al igual que la dolencia anterior, la fístula anal también suele ser consecuencia de estreñimiento y posterior padecimiento de hemorroides. Se trata de un absceso pequeño e infectado que se manifiesta porque deja una huella de pus. Comienza habitualmente en las glándulas del interior del ano y se extiende hasta llegar a la piel que rodea a esta zona, aunque en las mujeres puede dirigir su trayectoria hacia la vagina, si la mujer padece algunas de las enfermedades mencionadas, o ha sufrido alguna lesión o desgarro durante el parto, que no haya cicatrizado correctamente y después se haya infectado.

Las fístulas simples son las más habituales y se presentan en un 90 % de los afectados, mientras que las complejas se originan en personas que sufren colitis ulcerosa o enfermedad de Crohn: dos dolencias que se manifiestan en todo el tracto digestivo. En ciertos casos, siempre muy pocos, aparecen en pacientes que sufren tuberculosis. También están expuestos a las dolorosas fístulas anales quienes padecen diverticulitis o cáncer. Los especialistas sospechan su existencia cuando el paciente percibe ardor y picor en la zona anal y en su ropa interior o en sus deposiciones hay rastros de pus o sangre.

Oclusión intestinal

Esta grave enfermedad consiste en un bloqueo del intestino, es decir, las materias que éste contiene no pueden realizar su tránsito por producirse una parálisis intestinal, estrangulamiento de las paredes o porque algún cuerpo ajeno no se lo permite; su consecuencia es que resulta imposible expulsar los gases y defecar. Entre los síntomas de esta dolencia hay que mencionar los dolores abdominales, las náuseas y los vómitos. Cuando la enfermedad está en fases muy avanzadas, el contenido de los vómitos es semejante a las heces, la inflamación es severa, a veces se producen hemorragias rectales y también, en ocasiones, la persona afectada tiene fiebre alta, entre otras manifestaciones. La oclusión intestinal se denomina *alta*, cuando el bloqueo es del intestino delgado y, *baja*, cuando se trata del intestino grueso. Puede ser mortal por intoxicación del organismo y también si no se practica una cirugía de emergencia para resolver este serio problema.

Los pólipos

Los pólipos son tumores, habitualmente benignos, parecidos a verrugas, que afectan, sobre todo, a las cavidades del intestino grueso recubiertas de mucosa, en toda su extensión. Su tamaño, forma o tejido pueden ser variados. Se van formando a lo largo de muchos años y crecen lentamente. Si alcanzan un diámetro superior al centímetro puede existir riesgo de que degeneren en tejido canceroso, pero no es lo habitual.

Los pólipos se extirpan utilizando distintos procedimientos distintos según sean de tamaño pequeño o mayor; no es una cirugía compleja, aunque en ciertos casos –por lo general raros– pueden complicarse con hemorragias.

Las personas que han tenido pólipos una vez luego deben acudir a realizar controles periódicos porque pueden volver a aparecer.

Esta enfermedad no tiene síntomas muy claros: en ocasiones se observa sangrado en las heces, dolores en el abdomen, anemia, obstrucción intestinal o estreñimiento, pero durante mucho tiempo, la persona afectada carece de indicios que lo lleven a consultar al médico. Entre los pólipos benignos hay algunos de gran tamaño y suelen aparecer en pacientes que sufren de colitis ulcerosa, entre otras enfermedades intestinales.

Los más frecuentes, sobre todo en ancianos, son los denominados *hiperplásicos*. Generalmente son pequeños y afectan a la zona inferior del colon o al recto. Ante la aparición de estos tumores siempre es conveniente un análisis del tejido del que se componen, ya sea durante las pruebas de diagnóstico o una vez extirpados, por si fueran malignos, en cuyo caso se trata de cáncer de colon.

Divertículos, ¿qué son?

Así se conoce a las pequeñas protuberancias, como saquitos o hernias, donde se van depositando desechos fecales y toxinas. No sólo aparecen en la zona del intestino grueso, sino que también pueden afectar a todo el tracto digestivo. Su incidencia es mayor a partir de los cincuenta años, y, con la edad, las posibilidades de padecerlos son mayores. Esta dolencia se genera por un aumento de la presión en el interior del colon y, a raíz de ello, se forman las hernias en la mucosa, como consecuencia, por ejemplo, del escaso consumo de fibra que favorezca el tránsito intestinal fluido y correcto. De modo que, en las sociedades modernas, en que la dieta es pobre en fibra y rica en carbohidratos refinados, es cada vez más frecuente, sobre todo si se suma a esta incorrecta alimentación los hábitos propios de una vida sedentaria. En estas condiciones, el colon debe aumentar las contracciones que realiza para expulsar los excrementos, y la presión que esto provoca en sus paredes de delicado tejido hace que aparezcan las hernias o protuberancias llamadas *divertículos*.

Se denomina *diverticulosis* en su forma más leve y *diverticulitis* cuando los divertículos se inflaman. La razón de que esto suceda es que las heces y los trozos de alimentos sin digerir se quedan encerrados en los saquitos y las toxinas almacenadas primero inflaman y después infectan los divertículos.

A la larga, termina por inflamarse toda la pared intestinal, y si ésta se perfora, puede aparecer una peritonitis, una grave enfermedad que ya se ha mencionado cuando se describió el trastorno de la apendicitis.

Las personas que sufren diverticulosis no suelen tener síntomas muy notables; en algunos casos, éstos se limitan a períodos alternados de diarrea y estreñimiento y dolor en la zona inferior izquierda del abdomen, pero que suele aliviarse al defecar o con la expulsión de gases. Esto es tan parecido a lo que ocurre en procesos de irritación intestinal que, en ocasiones, los facultativos pueden confundir el diagnóstico, si no se realizan pruebas más selectivas y profundas.

En cambio, en el caso de la diverticulitis del colon, la sintomatología consiste en dolor agudo en la zona del abdomen que se corresponde interiormente con el colon sigmoide. La molestia puede abarcar otras zonas del vientre y estar acompañada de fiebre, inapetencia, vómitos y náuseas.

Los especialistas calculan que uno de cada cinco afectados de diverticulitis puede necesitar tratamiento quirúrgico, fundamentalmente por complicaciones tales como deterioro generalizado del estado de salud del paciente, infección de otras partes o en el conjunto del organismo, perforación intestinal, aparición de abscesos o fístulas y otras de diversa importancia.

Sin embargo, el principal peligro de esta dolencia es que puede crear las condiciones apropiadas para el desarrollo de un cáncer de colon.

Cáncer de colon

De los diversos tipos de cáncer, éste es el que ocupa el tercer lugar en mortalidad en todo el mundo. En estadios precoces no se presentan síntomas, pero es importante prestar atención a las patologías digestivas, porque a partir de los cuarenta años aumenta el riesgo de padecerlas y, lo que es peor, las de tipo tumoral maligno.

El cáncer de colon tiene entre sus principales causas la transformación de pólipos intestinales en tumores malignos, ya que un pólipo intestinal es un tumor circunscrito, un abultamiento en la pared intestinal de tamaño variable.

El cáncer de colon, también llamado *colorrectal,* puede afectar, además de a este órgano, al apéndice y al recto. Se sitúa en decimoquinto lugar de incidencia cancerígena y las estadísticas revelan que es la segunda causa de mortalidad de enfermos de cáncer en Occidente.

Según diversos estudios, los factores de riesgo de padecer esta grave dolencia son, entre otros, una dieta abundante en carne roja y un bajo consumo de frutas y verduras, mientras que las personas con mayor consumo de pescado presentan un riesgo menor. En cuanto a la necesidad de aumentar significativamente el consumo de fibra, las opiniones son controvertidas.

También están muy expuestos los individuos que han padecido otro tipo de cáncer, como, por ejemplo, aquellas mujeres que han tenido cáncer de útero o mama.

Asimismo, es terreno abonado para la aparición de esta patología la existencia previa de colitis ulcerosas o la enfermedad de Crohn. Y los expertos no descartan tampoco la existencia, en muchos casos, de factores hereditarios.

Además de una dieta saludable, en la que se elimine o reduzca el consumo de ciertos productos, tal como se ha mencionado antes, las personas que tienen costumbre de hacer ejercicio o practicar algún deporte tienen menos riesgo de contraer esta enfermedad. No tiene una sintomatología clara hasta que el tumor no está en una fase muy avanzada y ha invadido grandes porciones de la pared intestinal e incluso los ganglios de esa zona del organismo. Los síntomas, cuando aparecen por fin, suelen ser, en líneas generales, dolor abdominal, cambio en el tipo de heces y hemorragia rectal.

Si el tumor afecta al colon ascendente y al ciego suele desarrollarse de la pared del órgano hacia la mucosa que tapiza a la misma, y no aparecen problemas de obstrucción para defecar; en cambio, el síntoma más notable es la anemia. A veces, puede palparse desde el exterior un bulto en el abdomen de la persona afectada, ya que suelen ser tumores de gran tamaño. Aunque exista hemorragia, ésta es mínima y no se aprecia a simple vista en las heces.

Por el contrario, si afecta al colon descendente o izquierdo, puede bloquear el intestino; en este caso, sí se suele eliminar sangre roja y, al crecer el tumor, puede aparecer obstrucción intestinal, dolor agudo o cólicos, vómitos y bloqueo del intestino. El cáncer de colon sigmoide y recto impide el paso de la materia fecal y se produce un intenso dolor que puede generar obstrucción y hasta perforación del intestino.

Las pruebas
de diagnóstico convencionales

Es evidente que, en la gran mayoría de enfermedades, el diagnóstico precoz es fundamental para que no se produzcan males mayores o para prevenir patologías potencialmente peligrosas derivadas de otras menos graves.

Cuando se diagnostica de forma precoz un trastorno de manera acertada, muchas veces basta con cambiar ciertos hábitos de vida y comenzar a ingerir una dieta adecuada para evitar problemas.

El otro punto crucial en relación a la manera de diagnosticar son las pruebas que se realizan en la medicina occidental, y que recorren una escala que va desde la molestia menor o mayor hasta la clara característica invasiva. Incluso las más modernas suelen ser incómodas y entrañan riesgo de generar efectos secundarios –algunos de ellos graves–; no en vano se suelen solicitar consentimientos escritos de las personas que van a someterse a ellas.

A continuación se describen algunas de las más corrientes.

Análisis de sangre

El facultativo suele pedir un análisis de sangre para que el laboratorio realice una prueba de hemograma, es decir, para medir la cantidad y porcentajes en sangre de glóbulos rojos o hematíes, glóbulos blancos o leucocitos y plaquetas. La razón es verificar si la persona afectada padece anemia por sangrado, a raíz de alguna enfermedad que afecte al aparato digestivo. También puede pedir que se verifique el estado de la función del hígado y las enzimas que éste produce, ya que este órgano suele estar implicado en los casos de cáncer colorrectal.

Otro análisis es el que se hace en busca de sangre oculta en los excrementos; se denomina PSOH (prueba de sangre oculta en las heces). Cuando el colon está afectado de ciertos trastornos, los frágiles vasos de la superficie de los pólipos o tumores, hemorroides o diverticulitis se rompen al pasar las heces, pero la sangre que sale es escasa y a veces no se ve porque no alcanza a teñir la materia fecal; sin embargo, en el laboratorio, mediante una reacción química específica, sí es posible detectarla.

Si este examen arroja un resultado positivo, es determinante comenzar a realizar pruebas como las que se describen en los puntos que siguen, para acercarse al diagnóstico.

Con el objetivo de evitar falsos positivos, los médicos darán instrucciones acerca de qué alimentos no ingerir o qué medicamentos evitar en los días anteriores a la prueba.

Hay distintos tipos de PSOH; entre ellos, el «test del guayaco» descubre rastros de sangre en los excrementos realizando un análisis microscópico. A través de las deposiciones se expulsa una cantidad de sangre que se considera normal si no excede los dos mililitros. Si, en cambio, es mayor, debe sospecharse que se está en presencia de dolencias tales como colitis inflamatorias, pólipos, úlceras hemorroidales, diverticulosis y, en los casos más graves, ante un cáncer de colon.

Rayos X

Si una persona tiene síntomas tales como diarrea, estreñimiento, sangre en las heces, pérdida de peso y otros ya mencionados en las diversas descripciones de enfermedades del intestino, los médicos suelen comenzar solicitando una radiografía del tracto intestinal inferior. Se trata de un procedimiento en el que, a través de rayos X –la forma más antigua de las conocidas para obtener imágenes del interior del organismo–, es posible observar todas las zonas del colon, el recto e incluso pueden verse el intestino delgado o el apéndice.

Esta radiografía se denomina *fluoroscopia* y para hacerla se utiliza un medio de contraste, que sirve para destacar los órganos: éstos se verán de color blanco brillante; el bario es el elemento de contraste utilizado; es metálico, similar al calcio y se introduce en el organismo de la persona a la que se debe examinar a través de un enema. En esta prueba, los órganos se ven en movimiento y el radiólogo puede conocer cómo funciona el colon, el recto y la parte inferior del intestino delgado. En ciertas ocasiones, en lugar de bario se usa, como alternativa, agua y yodo antes de tomar la radiografía. Normalmente suele solicitarse esta prueba para detectar colitis ulcerosa, enfermedad de Crohn, úlceras, pólipos, cáncer, etcétera:

Se procede insertando un pequeño tubo en el recto para introducir la mezcla de bario y agua en el colon. Asimismo, puede inyectarse aire para que el bario cubra toda la membrana del colon.

Aunque se considera una prueba poco invasiva, tiene una duración entre media y una hora y pueden aparecer molestias como calambres o dolor abdominal y, posteriormente, estreñimiento u otros problemas causados por el bario, hasta que el organismo lo elimine; aunque toda prueba con radiación entraña peligros, en la medicina convencional se considera que la fiabilidad de diagnóstico en este caso supera las desventajas del procedimiento.

TAC

El TAC o la tomografía axial computerizada utiliza también los rayos X y una computadora para tener imágenes del interior del organismo y verlas en la pantalla de un ordenador; las visualizaciones son más claras que en la radiografía normal. Cuando esta prueba se utiliza para ver el interior del colon se denomina *colonografía*. Se usa, sobre todo, para verificar si hay pólipos u otras lesiones en el intestino grueso. Al TAC de colon se le suele llamar *colonoscopia virtual,* porque es como si el radiólogo estuviera haciendo un recorrido por su interior, y la computadora tiene un modelo en tres dimensiones de la pelvis y la zona abdominal.

El día anterior, el paciente deberá evitar ingerir ciertos alimentos, así como limpiar el intestino con los productos que recomiende el facultativo. Se le coloca un pequeño tubo en el recto para introducir aire en el colon por medio de una pera. A veces se introduce dióxido de carbono; con ello se consigue que el órgano se distienda y no haya pliegues que solapen la existencia de pólipos y el médico no consiga verlos.

El examen tiene una duración de unos quince minutos.

Tacto rectal

El tacto rectal se utiliza para diagnosticar enfermedades en la zona de la pelvis, es decir, órganos del aparato genital y urinario, así como de la zona inferior del sistema digestivo.

Consiste en la introducción, por parte del especialista, de un dedo en el esfínter anal para explorar las zonas mencionadas. Es una prueba muy utilizada en el caso de los hombres para detectar problemas de próstata y, en personas de ambos géneros, para verificar el estado de la última porción del tracto digestivo.

De esta manera es posible localizar hemorroides, úlceras, abscesos, fisuras, fístulas, fecalomas y otras lesiones que pueden visualizarse o palparse.

Colonoscopia

Con esta exploración puede verse el intestino grueso completo directamente y, si es preciso, el intestino delgado en su el último tramo. Sirve para extraer tejido que se usará luego para hacer biopsias.

El paciente se prepara previamente limpiando el intestino grueso con laxantes o productos indicados para el mismo fin: lo importante es que al hacer la prueba no haya residuos sólidos.

Primero se realiza un tacto rectal y después se introduce un colonoscopio en el ano; este elemento es un tubo flexible que al final tiene una cámara de vídeo.

Dicha cámara recorre las diversas partes que conforman el colon. En algunos casos, a quien se le realiza la prueba se le ha sedado antes para que no sienta dolor o molestias.

Entre otras, esta exploración se utiliza para verificar la existencia de cáncer de colon o pólipos que deben extraerse y estudiar su tejido para ver si son o no benignos; también detecta hemorroides, fístulas o divertículos, inflamaciones intestinales y la enfermedad de Crohn.

Biopsia

En la realización de cualquiera de las pruebas antes descritas y otras que también se suelen realizar para la detección de las diversas enfermedades intestinales mencionadas, el médico puede detectar la presencia de pólipos o suponer que está ante un proceso canceroso. En tal caso, puede tomar una muestra de tejido para su análisis en el laboratorio, donde se podrá verificar si alberga células cancerosas. También se realizan biopsias después de extirpar parcial o totalmente o un órgano para ver el grado de afectación del mismo por posibles células dañinas.

Otras formas de diagnóstico

Las terapias alternativas también aportan sus formas de diagnosis, siempre no invasivas, de insólita fiabilidad pese a la desconfianza de algunos sectores de la medicina convencional, hasta tal punto que algunas de estas pruebas o exámenes son también utilizadas por médicos alópatas antes de realizar pruebas más cruentas.

Iridología

La iridología o diagnóstico por observación del iris es una técnica no invasiva utilizada por la medicina alternativa que se basa en la idea de que la forma y el color, así como diversas características que pueden verse en el iris del ojo, proporcionan información sobre el estado de salud de una persona.

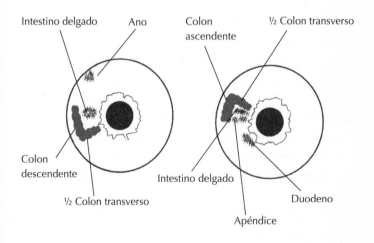

Iris y sus zonas reflejas.

Su descubridor fue Ignatz von Peczely (1826 - 1911) que, a raíz de una vivencia personal que consistió en intentar liberar a una lechuza enganchada a la rama de una arbusto, observó que el ave sufrió la rotura de una de sus patas y, al mismo tiempo, vio que en el iris del ave apareció una mancha oscura. Von Peczely cuidó a la lechuza y, a medida que mejoraba, también pudo comprobar que la mancha se aclaraba paulatinamente. Cuando el ave se curó, la mancha desapareció.

A partir de ello, decidió estudiar el iris de los pacientes a los que trataba como homeópata y también, posteriormente, después de graduarse en medicina alopática. Entre sus estudios merecen citarse los que realizó con enfermos antes y después de que éstos pasaran por el quirófano para someterse a diversas operaciones.

Este médico fue el creador de los primeros gráficos europeos del iris, ya que quienes practican esta forma de diagnóstico dividen esta parte del ojo en zonas que se corresponden con diversas zonas del organismo. Según ellos, en los ojos puede verse el estado de salud o enfermedad de un ser humano: así, pueden conocer si cierta parte del cuerpo funciona correctamente o está inflamada, dolorida o enferma. Esta información también resulta útil para determinar si un individuo es propenso a padecer ciertas dolencias específicas, para averiguar antiguos trastornos que puede haber padecido o prever problemas que puede presentar su salud en el futuro.

Esta técnica de diagnóstico la usan, además de los homeópatas como su descubridor, terapeutas que tratan a los pacientes con acupuntura, y también los médicos que, si bien tratan a sus pacientes con métodos convencionales, utilizan la iridología como única prueba diagnóstica o junto con otras.

El examen de la trama del iris que refleja proyecciones de zonas del cuerpo, al igual que ocurre con las plantas de los pies o de las manos, permite verificar, a través de la observación de posibles manchas, alteraciones o cualquier otro indicio poco común, el estado del intestino y el colon, en el caso que nos ocupa.

Reflexología

Esta técnica es muy antigua y consiste en masajear diversas zonas del cuerpo para aliviar dolencias y mejorar los flujos de energía en el organismo, para que éste alcance un saludable equilibrio, así como mejorar el estado de las defensas y prevenir enfermedades. La práctica reflexológica está muy extendida tanto en Oriente como en Occidente.

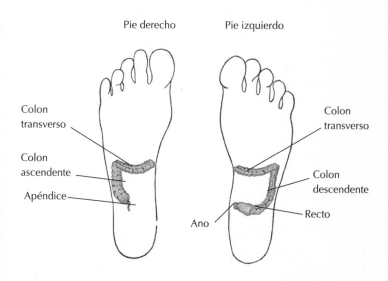

Mapa de las zonas reflejas en la planta de los pies.

Entre otras partes, el organismo se proyecta en las manos, los pies, el pabellón de la oreja e incluso el rostro y el iris, como acabamos de mencionar. En este último caso, la utilidad es diagnóstica, ya que no se puede actuar sobre el iris.

También con el objetivo de diagnosticar problemas de colon, recto, apéndice, etcétera, puede presionarse la planta de los pies. De este modo, y si aparece dolor en la zona correspondiente, es posible detectar posibles trastornos en dichos órganos.

Fisiognomonía

La fisiognomonía nació en India, cuando se estudiaban las arrugas y pliegues del cuerpo y el origen de los mismos. Esta tradición terapéutica pasó luego a China, donde se desarrolló como método diagnóstico.

El estudio de las formas y tonos del rostro realizado por un especialista familiarizado en esta observación permite decidir si una persona está afectada por alguna enfermedad, entre ellas las relacionadas con el aparato intestinal y, concretamente, el colon.

Sencillo y práctico

Hasta ahora hemos recorrido diversas técnicas de diagnóstico, algunas de ellas invasivas y procedentes de la medicina alopática convencional y otras, que no producen molestia alguna, utilizadas por los expertos en las llamadas *terapias alternativas*.

Sin embargo, cada persona debe ser responsable de su salud, y si se dedica a prestar atención a su cuerpo y al funcionamiento del mismo, puede tener bastante claro su estado general y, en particular, la salud del colon.

Existe amplia coincidencia entre los especialistas en aparato digestivo acerca de que una persona tiene el colon sano si defeca dos veces al día: una por la mañana y una segunda vez a lo largo del día, aunque en menor cantidad. Ambas deben ser deposiciones fáciles y rápidas, y las heces deben ser consistentes y de tono amarronado, aunque esto puede variar en función de los alimentos ingeridos.

Verificar si nuestro organismo es capaz de eliminar desechos de esta manera puede ser el mejor indicio y un correcto autodiagnóstico acerca de la necesidad de acudir o no a la consulta médica.

Diez puntos para destacar

- Se llama *hemorroides* o *almorranas* a la dilatación e hinchazón de las venas del ano y del recto. Más del 50 % de los hombres y las mujeres son propensos a padecerlas a partir de los treinta años.

- La materia fecal almacenada durante más tiempo del necesario contiene toxinas y microorganismos que irritan la sensible mucosa del colon y el ano, hasta que ésta se agrieta, provocando fisuras.

- La fístula anal es un absceso pequeño e infectado que deja huellas de pus. Comienza habitualmente en las glándulas del interior del ano y se extienda hasta llegar a la piel que lo rodea. Las mujeres que sufren desgarros en partos pueden padecerlos y la trayectoria fistular puede dirigirse hacia la vagina.

- La oclusión intestinal es una enfermedad grave: se bloquea el intestino por parálisis del tránsito intestinal, estrangulamiento de las paredes intestinales o porque algún cuerpo ajeno lo impide; su consecuencia es que resulta imposible expulsar los gases y deponer.

- Los pólipos son tumores, habitualmente benignos, parecidos a verrugas, que afectan, sobre todo, a las cavidades del intestino grueso recubiertas de mucosa, en toda su extensión.

- A las pequeñas protuberancias como saquitos o hernias donde se depositan desechos fecales y toxinas se las conoce en medicina como *divertículos*. Pueden afectar a todo el tracto digestivo: se llama *diverticulosis* en su forma más leve y *diverticulitis* si los divertículos se inflaman.

- De los diversos tipos de cáncer, el de colon ocupa el tercer lugar en mortalidad en el mundo. En estadios precoces no presenta síntomas; a partir de los cuarenta años de edad aumenta el riesgo de padecer algún tipo de tumor maligno.

- En la medicina convencional, las pruebas de diagnóstico van desde análisis de sangre en general o en las heces, hasta extracción de tejidos para realizar biopsias, pasando por técnicas radiológicas diversas. La mayoría son invasivas, causan dolor o tienen efectos secundarios.

- Las técnicas diagnósticas procedentes de las terapias alternativas, como la iridología o la reflexología, entre otras, sirven para diagnosticar dolencias sin recurrir a métodos cruentos o molestos para la persona afectada.

- Además de la presencia de cualquier otro síntoma extraño, la observación del propio organismo y, entre otras funciones, la forma y frecuencia de las deposiciones, el color y la consistencia de las heces son el mejor indicio para decidir si nuestro colon está sano o si es preciso acudir al médico.

Capítulo 4:

MENTE, EMOCIONES Y SALUD INTESTINAL

En su libro *Los secretos eternos de la salud*, el especialista Andreas Moritz afirma que las razones fundamentales de la debilidad y el origen de las más diversas dolencias están asociadas al funcionamiento del sistema digestivo.

Sostiene que «el sistema digestivo no sólo es el motor físico del organismo sino también el centro emocional y la residencia del subconsciente».

Entre otros ejemplos, este autor menciona que, al ingerir los alimentos con demasiada rapidez, por ansiedad, impaciencia o nervios, se reduce la producción de saliva, con lo que ya desde el inicio del proceso digestivo, puede preverse una probable digestión incorrecta de los alimentos, que provocará trastornos, así como un mal aprovechamiento posterior de los nutrientes.

Asimismo, menciona una investigación realizada por una universidad japonesa en la que se demuestra que existe una relación directa entre masticación apropiada y mejor memoria, así como que dicho acto reduce las hormonas del estrés en sangre.

Desde el punto de vista de la medicina ayurvédica, el *agni*, o fuego digestivo de cada persona, indica su capacidad para digerir, tanto los alimentos que se ingieren como las emociones que se experimentan, tal como menciona la diplomada en nutrición y alimentación y masaje ayurvédicos Anna Gonzalo, en un artículo sobre el tema.

Aunque se puede considerar que el factor de la alimentación es importante para el proceso digestivo y, por tanto, para el buen funcionamiento del colon, no es el único aspecto que influye en ello.

El estrés y la ansiedad, dos elementos omnipresentes en las actuales sociedades de prácticamente todo el mundo conspiran constantemente para que se produzcan trastornos orgánicos.

En el caso concreto de España, un estudio realizado hace cinco años arrojaba como resultado que entre un 5 y un 15 % de españoles, es decir, varios millones de personas sufrían problemas en la digestión y evacuación, lo que, además de las molestias fisiológicas, les causaba irritación, mal carácter y constante malestar psicológico.

Al mismo tiempo y, puesto que las molestias derivadas de estos trastornos incidían en su bajo rendimiento laboral o incluso en ocasiones las obligaba a ausentarse de su puesto de trabajo, también sufrían las consecuencias del deterioro de sus relaciones en el ámbito profesional.

La razón es muy sencilla: ante desórdenes de origen emocional o psicológico, el sistema nervioso, del cual dependen también las funciones digestivas, genera una serie de irregularidades fisiológicas como, por ejemplo, espasmos en la musculatura lisa de ciertos órganos, entre ellos el colon, y aparecen diversas dolencias pero, sobre todo, se ve perjudicada la capacidad de evacuación.

Además, los trastornos psíquicos pueden influir en la propensión a contraer enfermedades, ya que, ante el estrés se produce una variación del equilibrio orgánico propio del estado de buena salud.

En la infancia

Entre los dos y tres años de edad, los niños comienzan a ser conscientes de sus propias heces, y defecar es para ellos un acto natural en cuyo desarrollo sienten placer; es algo «suyo» que ofrecen a los adultos a los que quieren. Cuando las personas que están a su cuidado los inician en el aprendizaje de control de sus esfínteres, los niños comprenden la diferencia que hay entre complacerlos a través de sus deposiciones o negarse a defecar para expresar disgusto.

De esta etapa depende, en gran medida, la relación que el niño tendrá en su edad adulta con el proceso digestivo y la evacuación de desechos.

La educación inicial sobre hábitos higiénicos y la forma que tengan los adultos de enfrentarse a la deposición del niño y lo que expresen en relación a este acto fisiológico supone un impacto emocional que permanecerá a lo largo de toda la vida; dependiendo de los sentimientos que los adultos hayan transmitido, así será la conducta que el niño ya adulto tenga hacia este proceso. Es decir, si lo tomará como algo natural y saludable, si sentirá vergüenza, repugnancia, u otros sentimientos negativos.

Asimismo, cuando el adulto, por motivos de trabajo o de cualquier otra índole, experimenta emociones como miedo, cólera, agobio o cualquier otra que le cree tensiones, automáticamente las registra en su funcionamiento intestinal, a través de la aparición de flatulencia, diarreas, estreñimiento, etcétera, e incluso dolencias más graves. En ocasiones, algunas personas caen en estados límite en que sencillamente no sienten apetito y rechazan completamente cualquier tipo de alimentación, lo que produce desórdenes digestivos, o, por el contrario, comen demasiado y compulsivamente sin escoger lo que ingieren, cargando su organismo de toxinas y generando enfermedades importantes.

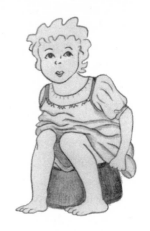

Niño sentado en un orinal.

Y así comienzan problemas gravísimos como los estados de anorexia o bulimia.

La influencia del entorno

En Occidente hay una especie de línea invisible que se traza entre las zonas «nobles» o limpias del cuerpo y otras que representan lo opuesto. Se habla de forma natural de las primeras y se evita mencionar a las otras.

Asimismo, las emociones o la actividad mental son materia de intercambio social, pero la eliminación de desechos corporales y lo relacionado con la materia fecal queda limitado al campo de la burla, el chiste, incluso el insulto y se considera, en general, como algo sucio que debe ser ocultado.

El entorno social, los medios de comunicación y los patrones de calidad de vida o belleza conspiran en este aspecto en varios sentidos. La profusa publicidad acerca de laxantes u otros remedios «mágicos» para resolver los problemas digestivos, tales como el alivio de hemorroides o los gases, conducen a que las personas intenten resolver, de manera anónima y automática, el malestar que éstos les causan y que pueden convertirse en un deterioro serio de su salud sin acudir a especialistas ni indagar en profundidad acerca de qué es lo que va mal. Basta con ir a la farmacia, pedirlos y comprarlos, sin atender a posibles complicaciones o a efectos secundarios.

Es preciso concienciarse de que no podemos recurrir a laxantes para el buen funcionamiento intestinal. Es la constante presión psicológica que ejercen los mensajes publicitarios los que siembran estas ideas entre la gente, hasta el punto de generar una verdadera dependencia de dichos productos. Lo grave es que, cuando, finalmente, se quiere dejar de tomarlos, ya se habrán creado problemas digestivos mucho más importantes aún que los originales y será infinitamente difícil que el intestino funcione debidamente sin su ayuda: habrá nacido una dependencia.

Todos los laxantes, y merece la pena subrayar la palabra «todos», son irritantes de la delicada mucosa intestinal aunque proclamen en sus etiquetas o envases que son «laxantes suaves», y, como ya hemos visto, lo que irrita la mucosa es causa de trastornos severos, tales como inflamaciones, fisuras, etcétera.

Por otra parte, hay un círculo vicioso entre los modelos físicos con los que los medios de comunicación bombardean constantemente y los trastornos psíquicos que ese impacto crea en las personas expuestas a sus mensajes. Incluso, en su afán comercial, las empresas explotan la preocupación, sobre todo femenina, por la belleza y el aspecto juvenil. Hasta el punto que se recomiendan productos laxantes no sólo como «reguladores digestivos», sino también para tener una piel más sana.

Hablan los expertos

Los especialistas en gastroenterología informan que más de la tercera parte de las personas que acuden a consultar por problemas digestivos sufren estrés, y que uno de los rasgos comunes que presentan es la relación entre los síntomas digestivos que sufren y sus desequilibrios emocionales.

En muchos casos se trata de gente que ha tenido problemas desde la infancia para aceptar de manera positiva tanto el estilo de alimentación como el hábito de defecar.

En los casos de aparición de trastornos en la edad adulta, los orígenes del estrés suelen ser situaciones de ansiedad debidas al desarrollo profesional y al ambiente de trabajo, problemas económicos, situaciones traumáticas sin resolver, conflictos afectivos y familiares y otros de la más diversa índole, pero siempre asociados a aspectos no resueltos de tipo emocional o psíquico.

Las enfermedades digestivas más comunes que se derivan de ellos suelen ser malestar inespecífico, como, por ejemplo, dolores, hinchazón abdominal o dispepsia, colitis o síndrome de intestino irritable, colitis ulcerosa, gastritis, úlcera e incluso úlcera hemorrágica.

Los gastroenterólogos comentan que a su consulta acuden muchas personas que tienen vómitos, diarrea o dolores, y que una vez descartados los posibles orígenes orgánicos, descubren que detrás de esta sintomatología hay episodios de pánico, fobias permanentes o ansiedad, provocada por los más diversos motivos. Esta última es una emoción desagradable, generalmente acompañada de la sensación de amenaza o peligro sin causas objetivas que permitan pensar que en verdad existen. Y cuando las causas psicológicas o psiquiátricas se tratan debidamente, los síntomas gastroenterológicos desaparecen.

La ansiedad como origen de síntomas digestivos o como desencadenante de problemas reales es conocida desde hace mucho tiempo por la medicina; más recientemente se ha incluido en los estudios la relación entre los estados de pánico y dichos problemas. De modo que, a la inversa, entre los síntomas de pánico, se incluyen vómitos o diarreas.

Los médicos concluyen que en la historia clínica que se le realiza a un paciente que acude a la consulta de gastroenterología debe indagarse no sólo en lo que experimenta físicamente, sino también acerca de su situación social, profesional y afectiva.

Por su parte, los profesionales de la medicina no convencional o de ámbitos naturistas, cuyos puntos de vista difieren de la óptica de los médicos alópatas, también llegan a conclusiones similares en lo que atañe a algunos de estos aspectos. En primer lugar, señalan que la expulsión correcta de desechos y, por tanto, una digestión sana previa a ello, es vital no sólo para la salud, sino también para el equilibrio psíquico y la armoniosa relación con el medio ambiente: «a través de la eliminación, participamos en un intercambio con la tierra que nos ha proporcionado nuestro alimento, pues le devolvemos una parte con la que alimentarse ella misma para que así pueda continuar produciendo», afirman en su libro *Higiene intestinal. La clave para estar en forma* los especialistas Soleil y Christian Tal Schaller.

Alcanzar el equilibrio psíquico, conjugando una dieta saludable, unos hábitos higiénicos adecuados y la práctica de técnicas de relajación, como el yoga o la meditación, colabora a la regulación natural de las funciones intestinales, afirman los expertos mencionados.

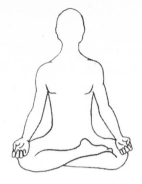

Asana de yoga.

El problema más significativo

Prácticamente todos los problemas intestinales pueden incluir causas psicológicas o emocionales que se sumen a las deficiencias de la alimentación y a los incorrectos hábitos de vida o actúen como detonantes de la enfermedad. Esto es así desde la frecuente aerofagia o hinchazón dolorosa de abdomen hasta el gravísimo cáncer de colon. Sin embargo, si hay un trastorno que podemos considerar paradigmático de esta afirmación, debemos mencionar el síndrome del intestino irritable, también llamado de *colon irritable* o *colon espástico*.

Acerca de este problema, del cual ya se han dado detalles en el capítulo correspondiente a las dolencias digestivas, los especialistas están de acuerdo en que se desencadena por estrés emocional.

No obstante, ciertos factores de otra índole están presentes y de ellos depende el nivel de gravedad que adquiera, como, por ejemplo, una dieta pobre en fibras, lo que afecta a la condición primordial de la enfermedad, que es la falta de movilidad saludable de los alimentos en su tránsito por el tracto digestivo y el uso indiscriminado de laxantes.

Las mujeres son más propensas a padecer esta patología, como también son ellas las que más acusan el estrés, lo que, en muchos casos, produce una depresión de carácter más leve o más profundo.

Aunque no se considera una enfermedad severa, el intestino descontrolado y las constantes molestias y dolores hacen que las personas que la sufren vean cómo se reduce su capacidad de enfrentarse a sus obligaciones cotidianas y, poco a poco, su calidad de vida se ve seriamente afectada, lo que, a su vez, provoca malestar emotivo.

El intestino grueso es una zona muy poblada por terminaciones nerviosas; diversos tipos de irritación o inflamación de las paredes intestinales pueden causar, según los gastroenterólogos, lesiones en ellas, lo que puede desembocar fácilmente en el síndrome al que nos referimos, siempre sin olvidar la importancia de la tensión emocional.

Son muchas las personas que cuando están nerviosas o alteradas expresan malestar abdominal de diverso tipo y, como afirman los expertos, el colon tiene una relación íntima con el cerebro y, en muchísimos casos, el estrés o la ansiedad trastornan su actividad regular.

En los albores

Tanto en Oriente como en Occidente, la medicina ha considerado desde la antigüedad la relación existente entre cuerpo y mente y la importante influencia del uno sobre la otra y viceversa, lo que se resume en la famosa máxima *mens sana in corpore sano*; también desde tiempos remotos se ha destacado especialmente el entorno medioambiental y social como factores posibles de generar enfermedades.

Galeno (129-200 d. C.) cuyas ideas sobre medicina predominaron en Europa durante prácticamente un milenio, fue el primero en asociar la personalidad y el cáncer. En su obra *De tumoribus* dejó escrito que las mujeres de carácter «melancólico», a las que hoy calificaríamos como con tendencias depresivas, tenían más posibilidades que las «sanguíneas» o de carácter más enérgico, de sufrir cánceres de mama.

Sentaba así las bases de lo que en la medicina actual es mucho más que una sospecha: la incidencia directa que existe entre el tipo de carácter y, por tanto, las maneras de enfrentarse a los conflictos, el estrés y el cáncer.

Actualmente son muchos los estudios encaminados a demostrar las relaciones directas entre ambos factores, así como a determinar si el equilibrio psicológico, el optimismo y la confianza en la capacidad de recuperación son elementos válidos para combatir esta enfermedad y revertirla, así como la influencia que todo ello ejerce en la supervivencia de enfermos oncológicos. Aunque los resultados no son todavía concluyentes, los datos que se van obteniendo apuntan cada vez más en dicha dirección.

De modo que, prácticamente, los médicos especialistas en oncología están convencidos de que los tratamientos psicológicos o las terapias naturales que se dirigen a conseguir un cambio de actitud en las personas son importantísimos para que, con un cambio en sus patrones de vida y el alcance del equilibrio emocional, logren que la enfermedad no aparezca o que durante el curso de la misma se produzca la reversión y posterior recuperación de la salud.

Conflictos y salud del colon

Está científicamente demostrado que cualquier enfermedad física se manifiesta como respuesta a un conflicto sin resolver en la vida de las personas afectadas: desde un dolor de cabeza hasta un cáncer de colon.

El conflicto tiene un reflejo en la actividad cerebral con un foco claramente centrado y visible en este órgano a través de una prueba de TAC (Tomografía Axial Computerizada). El punto de localización en el cerebro está directamente relacionado con la naturaleza del conflicto. Sabemos también que, a su vez, cada centro del cerebro controla el funcionamiento de uno o varios órganos y el grado de actividad que desarrolla. De modo que, cuando se produce un cambio en el mismo, un deterioro de su función específica, una modificación o crecimiento celular anormal o pérdida de tejido y otras disfunciones, la persona afectada lo nota en forma de síntomas fisiológicos.

Al eliminarse o resolverse el motivo de conflicto, la enfermedad remite porque ya no hay factores que la causen, despareciendo al mismo tiempo los síntomas o iniciándose la mejora que, en función del estado anímico del paciente, será más lenta o rápida.

El consuelo, las palabras amables y las serenidad ante situaciones adversas suelen obrar «milagros» en el alivio del dolor y el malestar. Pero, en realidad, no se trata de un fenómeno milagroso, sino que, ante los estímulos positivos, nuestro organismo responde con reacciones bioquímicas concretas: cuando nos relajamos y cambiamos significativamente una actitud en sentido positivo, nos sentimos mejor.

Todos los expertos coinciden en que los pensamientos alegres y la esperanza, así como el afecto y la simpatía de los demás, generan un estímulo que registran el hipotálamo y el sistema límbico, que envían «mensajes» a la hipófisis o glándula pituitaria que, entre otras funciones, regula la acción de las glándulas restantes del organismo. En respuesta a los estímulos positivos que se han mencionado, segrega la hormona adreno córtico trófica, también conocida por sus siglas en inglés, ACTH.

Al aumentar el flujo de ACTH en el torrente sanguíneo, las glándulas suprarrenales segregan cortisona y otras sustancias hormonales de efectos antiinflamatorios. En consecuencia, se produce una digestión correcta, la asimilación de nutrientes es mayor y el proceso de eliminación de residuos se facilita. Asimismo, mejora el estado general de salud de las personas.

Otra glándula, el timo, es la que regula la cantidad de células inmunológicas de nuestro organismo, las que se conocen también como *células* T, *linfocitos* o *glóbulos blancos*; son las encargadas de identificar a los agentes invasores de todo tipo, incluidas las células cancerígenas.

Recibir una mala noticia, tener un problema o sencillamente contemplar escenas violentas o desagradables en la televisión hacen que descienda la actividad normal del timo, porque su tejido se contrae y puede quedar reducida a la mitad de su tamaño y, por tanto, merma su producción de células de defensa. Lo mismo ocurre cuando se sufre una herida grave.

Al dejar de estar expuestos a influencias negativas, recuperamos la vitalidad del timo y la glándula se encarga de emitir energía beneficiosa, lo que se experimenta en todos los aspectos. Una forma de estimular el timo es relajarnos practicando actividades físicas al aire libre en un entorno no contaminado, escuchando música que nos serene o alegre u otra actividad similar y tomando una dieta adecuadamente nutritiva. Y, como es obvio, también mejorarán nuestra salud intestinal.

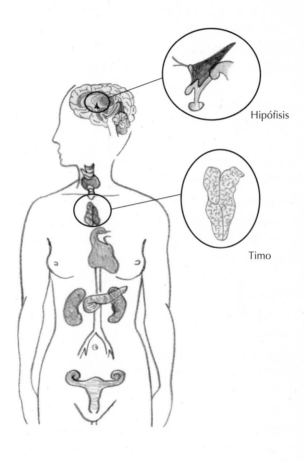

Hipófisis

Timo

Sistema glandular en el que se destaca la hipófisis y timo.

Diez puntos para destacar

- El estrés y la ansiedad, dos elementos omnipresentes en las sociedades actuales de prácticamente todo el mundo, conspiran constantemente para que se produzcan trastornos orgánicos.

- La educación inicial sobre hábitos higiénicos y la forma de afrontar la deposición del niño que tengan los adultos genera un impacto emocional que permanecerá a lo largo de toda la vida.

- Cuando el adulto, por motivos de trabajo o de cualquier otra índole, experimenta sentimientos de miedo, o cualquier otro que le cree tensiones, automáticamente influyen en su funcionamiento intestinal.

- Las emociones o la actividad mental son materia de intercambio social, pero la eliminación de desechos corporales y todo lo relacionado con la materia fecal queda limitado al campo de la burla y se considera algo sucio que se debe ocultar.

- Los especialistas informan que más de la tercera parte de las personas que acuden a consultar por problemas digestivos sufren estrés.

- Las mujeres son más propensas a padecer el síndrome de colon irritable, como también son ellas

las mayores víctimas del estrés que se produce al tener que compaginar vida profesional y personal.

- Tanto en Oriente como en Occidente, la medicina ha considerado desde la antigüedad la relación existente entre cuerpo y mente y la importante influencia del uno sobre la otra, así como a la inversa, como lo resume la famosa máxima: *mens sana in corpore sano.*

- Al eliminarse o resolverse el motivo de conflicto, la enfermedad remite porque ya no hay factores que la causen; así, desaparecen los síntomas o se inicia la recuperación que, en función del estado anímico del paciente, será más lenta o rápida.

- Todos los expertos coinciden en que los pensamientos positivos, la esperanza, el afecto o la simpatía son estímulos que registran el hipotálamo y el sistema límbico, que envían «mensajes» a la hipófisis para que segregue células de poder antiinflamatorio.

- El timo regula la producción de células inmunológicas o glóbulos blancos, encargados de identificar a los agentes invasores de todo tipo, incluidas las células cancerígenas. Ante los problemas, la glándula se contrae y merma notablemente su acción defensiva.

Capítulo 5:

LIMPIEZA DE COLON

Hay una gran variedad de signos y síntomas que indican que el colon está sucio, sin que la mayoría de nosotros los asocie a ello.

Entre los más habituales podemos citar algunos directamente provocados por la mala digestión de alimentos, como, por ejemplo las náuseas, el estreñimiento o la pesadez estomacal. Existen otros, que habitualmente relacionamos con problemas emocionales y que también se deben a la falta de limpieza del colon: la depresión, la irritabilidad o las jaquecas repetidas, porque del mismo modo que se ha explicado que las emociones influyen en problemas digestivos, el colon saturado genera, asimismo, malestar psicológico. Incluso también dependen de la falta de higiene de este órgano dolencias tan dispares como el acné, las uñas resquebrajadas, los cabellos débiles y sin brillo, las ojeras y los dolores en las vértebras o durante el síndrome premenstrual, entre otros muchos.

Todo esto no es extraño si recordamos las menciones, acerca de que un colon en el que se acumulan desechos que no se expulsan se llena de toxinas y éstas pasan con la sangre a todo el organismo, enfermándolo o, en gran medida debilitándolo.

De modo que limpiar el colon es una manera no sólo de que esta zona del aparato digestivo esté en buen estado, sino también de recuperar la salud y el equilibrio en prácticamente todo el cuerpo, así como la armonía de nuestra vida emotiva y la paz.

Ayer y hoy en la higiene del colon

Mantener limpio el interior del cuerpo fue, para nuestros más remotos antepasados, una preocupación constante, de tal manera que ya hace más de tres mil años, en el antiguo Egipto, se practicaban limpiezas de intestino que estaban a cargo de terapeutas especializados, aunque según escribe la hidroterapeuta del colon Pilar González, estos tratamientos sólo estaban reservados a los faraones. Sus procedimientos se describieron detalladamente en papiros, razón por la cual, entre otras cuestiones, sabemos que se utilizaban calabazas vacías como recipientes a las que se añadía una caña para que fluyera el agua.

En la cultura hindú o en la china, cuyos métodos terapéuticos son tan acertados como carentes de efectos desagradables, se practican limpiezas de colon también desde hace milenios.

En las sociedades antiguas occidentales, asimismo, se prestaba atención a la higiene intestinal, y existen testimonios de ello en escritos griegos y romanos.

Incluso pueden leerse instrucciones precisas en algunos textos de los primeros cristianos acerca de cómo «purificarse por dentro», a través de un lavado intestinal utilizando, al igual que en el caso de los egipcios, como recipiente una calabaza y como líquido agua del río, lo que se recomendaba a los fieles para evitar todo tipo de males.

Sin embargo, como otras cuestiones relativas a las funciones y órganos destinados a la eliminación, la higiene del intestino pasó a ser tabú en las sociedades occidentales en algún momento posterior, aunque, según las épocas, se alternaron el aprecio o el rechazo por las técnicas de limpieza de colon.

A principios del siglo XX estaba muy difundida la práctica del «enema en alto», comenta Manfred A. Ullrich, en su libro *Hidroterapia del colon*, y describe un lavado que se realizaba alternando agua fría y caliente y cuyo nombre se debe a que se suspendía y sujetaba a una pared un recipiente con un tubo de goma a una altura variable entre medio metro y un metro y medio.

Más tarde, los terapeutas norteamericanos recuperaron las antiguas técnicas de lavado intestinal, que fueron renovando y perfeccionando, hasta que evolucionaron y se implantaron los actuales métodos de hidroterapia del colon. Un nombre destacado en este aspecto es el naturista e higienista John Harvey Kellog.

En los últimos tiempos, con la creciente apreciación de las terapias naturales y alternativas, la limpieza intestinal va ganando cada vez más adeptos, que pueden comprobar cómo mejora su salud al realizarla, no sólo su funcionamiento digestivo, sino en general, así como su equilibrio emocional y su estado anímico.

Se distinguen dos modalidades de limpieza del colon: el lavado intestinal y la irrigación colónica que, indistintamente se llama *hidroterapia de colon*. La segunda consiste en una higienización más completa y profunda.

El lavado consiste en la introducción de agua en el colon para su limpieza y puede hacerlo cualquier persona con agua y una cánula en su casa.

Para la segunda opción es necesaria la intervención de un profesional de la hidroterapia del colon y se utiliza un aparato bastante complejo que se conecta a una toma de agua.

A continuación se explican ambos modos para limpiar el colon, pero antes merece la pena mencionar qué podemos esperar de ellos.

En primer lugar, una sensible mejora de la peristalsis, lo que se experimentará claramente con mejores digestiones; en segundo término y, aunque no podamos verlo, una importante eliminación de bacterias nocivas de la flora intestinal en beneficio de las bacterias «amigas», todo lo cual tiene su raíz en el ablandamiento y la disolución de heces acumuladas en el colon, endurecidas y adheridas a sus paredes, que constituyen un auténtico «criadero» de sustancias dañinas.

Información práctica y muy útil

Lo habitual es que, para deponer, nos sentemos; sin embargo, esta posición no es la más adecuada para hacer los esfuerzos musculares necesarios y expulsar las heces: incluso puede provocar la aparición de hernias. Lo correcto sería que nos arrodilláramos, de modo que nuestro cuerpo «plegado» ejerciera una presión sostenida sobre la musculatura abdominal. Indudablemente, nuestro sistema sanitario obliga a que nos sentemos en el inodoro, pero si colocamos una plataforma de entre veinte y treinta centímetros de altura bajo los pies, alcanzaremos la postura correcta que favorezca la evacuación.

Aunque muchas personas creen que son sinónimos, no es lo mismo un laxante que un purgante.

Ya hemos dicho que los laxantes, y esto es válido tanto para los químicos y farmacológicos como para los que se venden como productos naturales, además de irritar las mucosas intestinales no ejercen una acción de limpieza.

En realidad, ante la presencia de la sustancia laxante, el intestino grueso tiene una reacción de rechazo para eliminarla precisamente porque no la tolera, con lo que, a su vez, arrastra la masa fecal. Pero el uso constante y el abuso de estos productos debilita el colon y puede ulcerarlo, además de la dependencia que se va creando y que se ha comentado suficientemente en un capítulo anterior.

En cuanto a la ingestión de productos naturales, al ser más beneficiosos y menos tóxicos para el organismo, suelen ser aceites que éste no digiere, como el aceite de parafina, que también es irritante y, además, absorbe las vitaminas liposolubles (las que se disuelven en grasa) tales como A, D, E y K.

Es preferible combatir el estreñimiento incorporando una cantidad suficiente de fibras vegetales a la ingesta diaria.

Los purgantes son preparados de composición variada y dosificación individual, según los casos, y se utilizan periódicamente o cuando hay una auténtica necesidad como modo de limpieza del organismo para eliminar el exceso de toxinas. En muchos casos forman parte de tratamientos desintoxicantes que incluyen también ayunos totales o parciales y lavados e irrigación del colon. No irritan, no causan dolor al evacuar y su acción higiénica se prolonga a lo largo de varias horas.

Las personas con estreñimiento severo, o todas aquellas que deseen mantener limpio el colon como medida de prevención para evitar problemas mayores, pueden hacer diariamente un lavado, que se conoce como ducha rectal, una práctica fácil, de tipo casero.

Sólo se precisa entre un cuarto y medio litro de agua tibia y una lavativa; también puede introducirse una cánula de tres o cuatro centímetros en el recto, que se conecta a una bolsa especialmente diseñada para estos lavados, para contener el líquido. Es posible realizarlo un par de veces cada día y pueden mezclarse en el agua ciertas sustancias, como dos o tres gotitas de esencias vegetales o media cucharadita de café.

Con la ducha rectal se consigue limpiar el recto de residuos, pero también provocar la expulsión de materiales de desecho que estén almacenados en el tramo final del colon; es sumamente eficaz para disolver los tapones rectales que impiden el paso y la salida de las heces.

Lavado intestinal: sus beneficios

En primer lugar, cuando se realiza esta práctica, se produce rápidamente una evacuación con la consiguiente eliminación de residuos que, si permanecen almacenados durante mucho tiempo, son focos de infección para todo el organismo, como ya se ha dicho.

Puesto que facilitan la evacuación de heces, a corto plazo son eficaces en los casos de estreñimiento, pero, paradójicamente, también combaten la diarrea, al eliminar los gérmenes que la causan, cuando ésta se produce al reaccionar el organismo para eliminar los venenos que dichos gérmenes producen.

En cuanto a malestares o dolencias concretas, los lavados combaten de manera eficaz la fatiga, las jaquecas o migrañas, las náuseas y los resfriados y gripes. Incluso son muy beneficiosos para las personas que sufren hemorroides, a las que se les recomienda un lavado cada semana, aproximadamente, con un cuarto litro de agua fría.

Y, entre los beneficios a largo alcance, los más significativos son el estímulo de la movilidad del colon para que éste recupere su funcionamiento natural al establecerse el tono de la musculatura del órgano.

Asimismo, la mucosa del colon es una de las zonas llamadas *reflejas* del organismo, como lo son las manos o las plantas de los pies. De manera que la introducción del agua del lavado actúa como un masaje que se refleja en un alivio en diversas zonas de todo el organismo que estén tensas, infamadas o sufran alguna disfunción.

Cómo hacer un lavado intestinal

La antigua práctica de lavado del colon y que, en la actualidad, ha sido prácticamente olvidada, lleva a pensar que nuestra preocupación por la higiene se reduce a la superficie visible de nuestro cuerpo: insistimos o nos interesa estar limpios por fuera, pero no atendemos de igual manera a nuestro interior.

Y, sin embargo, limpiar el colon es una técnica sencilla, los utensilios necesarios son baratos y pueden utilizarse durante mucho tiempo si se mantienen limpios y en buenas condiciones de conservación y no implica más tiempo que unos minutos, que bien podemos incorporar a la rutina cotidiana o periódica.

Se requiere únicamente una bolsa de plástico o material similar que pueda contener unos dos litros de agua; un tubo que tenga una válvula que pueda abrir o cerrar el flujo de agua y una cánula de caucho flexible de entre sesenta y ochenta centímetros de longitud y seis centímetros de diámetro. No es preciso que el agua del lavado sea esterilizada, hervida o mineral, aunque algunos expertos recomiendan hervirla previamente. Sin embargo, no es necesario hacerlo, ya que tampoco hervimos el agua que utilizamos para hacer gárgaras o enjuagues bucales, por ejemplo.

En primer lugar, la bolsa debe llenarse con agua a temperatura corporal y dejarla suspendida a una altura mayor que la que tenga el cuerpo de la persona que va a realizarse el lavado intestinal; antes de introducir la cánula en el recto hay que impregnar su extremo con una sustancia lubricante, como aceite o vaselina, al igual que hacerlo alrededor del orificio anal, para evitar roces molestos o irritaciones. Luego, dejar que salga un poco de líquido fuera de la cánula para evitar que se forme una burbuja de aire y, a continuación, se introduce varios centímetros en el interior del recto.

Si se mantiene la relajación será fácil la introducción de todo el tubo, poco a poco. Hay varias posiciones que resultan cómodas para el lavado: recostarse de espaldas con la pelvis en alto; reclinarse de lado, con el cuerpo hacia la izquierda o a cuatro patas. Mientras el líquido va penetrando es aconsejable respirar profundamente y darse masajes en el vientre.

Cuando aparezcan las ganas de defecar, se detiene el flujo de líquido y se reanuda la operación cuando la urgencia haya cesado; pero, si las ganas de evacuar son intensas o se tiene una sensación dolorosa, hay que detenerse, evacuar y luego proseguir hasta agotar el agua de la bolsa.

Al terminar de introducir toda el agua, no hace falta retenerla y esperar; puede evacuarse sin más.

Después de utilizar los elementos necesarios para el lavado intestinal, es preciso limpiar correctamente el tubo con agua y jabón, luego aclarar y dejar secar al aire libre.

La periodicidad y frecuencia de los lavados de colon queda a criterio de cada persona. Hay quienes los realizan de manera habitual, semanalmente o sólo cuando se sienten mal y notan problemas de estreñimiento o el intestino muy cargado.

A partir de los siete años, cualquier persona puede realizarse un lavado de estas características sin problemas. Es evidente que un niño pequeño sólo los necesitará de vez en cuando y quizás la cantidad de líquido deba ser menor, al igual que en el caso de las mujeres durante el embarazo, aunque si cuidan su dieta y otros hábitos saludables, es probable que no los necesiten durante el tiempo que dura la gestación. En ambos casos será suficiente entre medio y un litro de agua.

Para añadir al agua

En ciertos casos puede ser necesario añadir al agua tibia de los lavados otras sustancias cuya acción limpiadora ofrezca incluso mayores beneficios. Sin embargo, conviene consultar a un especialista en estas técnicas para determinar qué utilizar y en qué cantidades para cada persona.

Uno de los lavados que se recomiendan es el que se realiza con café. Se trata de añadir una taza de esta infusión por cada litro de agua. Está indicado para evacuar más residuos, ya que el café incrementa las contracciones musculares del intestino; es muy apropiado para la pesadez de estómago y los problemas digestivos en general, así como cuando se padecen náuseas.

Es también útil para aquellos a quienes les cuesta eliminar el agua de los lavados con rapidez, pero no es conveniente utilizar café con frecuencia, porque puede irritar las mucosas.

Otra sustancia adecuada es la arcilla, que actúa como desincrustante de desechos adheridos a las paredes intestinales, y lo hace suavemente, sin provocar irritaciones. No es conveniente usar arcilla en caso de padecer hemorroides, y ciertas personas han mencionado que su uso, a la larga, les produjo estreñimiento.

Las cantidades recomendadas de arcilla son dos cucharadas soperas (deben usarse utensilios de madera) en un litro de agua, que se dejará en reposo durante tres o cuatro horas. A continuación, se añadirá otro litro de agua caliente y se removerá para que la preparación se mezcle bien, antes de verterla en la bolsa y proceder al lavado. Otra posibilidad es hacer lo mismo, pero sin remover el líquido, dejando la arcilla depositada en el fondo. Aunque esta segunda manera es un poco menos desintoxicante, su efecto bactericida y purificador es muy elevado.

Ambos lavados son muy buenos complementos en curas de desintoxicación, tales como ayunos, dietas de fruta o zumos, etcétera.

Al agua del lavado pueden agregarse esencias de aromaterapia –sin sobrepasar nunca entre dos y cuatro gotas diluidas en los dos litros de agua–, de acuerdo a la acción que se desea que ejerzan. Calmantes como la manzanilla o el romero, y la lavanda, cuya acción es desinfectante y estimulante.

Si se prefiere, pueden utilizarse las mismas especies vegetales u otras, pero en decocción o infusión, en idénticas cantidades que se indicaron para el café.

El jugo de trigo merece un comentario especial. Se obtiene de los brotes tiernos triturados de esta planta y se usa después de realizado el lavado y también tras una irrigación de colon, introduciendo directamente a través del recto un litro del jugo mencionado, que previamente se habrá calentado un poco.

Su efecto es tan desintoxicante que los especialistas lo recomiendan como elemento complementario de otras técnicas terapéuticas en caso de enfermedades tan graves como el cáncer.

Hidroterapia del colon

Los lavados intestinales que se han descrito antes constituyen una terapia de tipo preventivo y ofrecen excelentes resultados en el caso de trastornos pasajeros o menores, así como en momentos de crisis de alguno de dichos trastornos, ya que los estados agudos del curso de una dolencia son únicamente signos de alarma. Pero su acción beneficiosa no es tan profunda como la que se produce con una hidroterapia de colon.

Esta técnica de lavado total y minucioso del colon también se conoce como irrigación colónica. Durante la misma se usan grandes cantidades de agua y debe realizarla un especialista. Se utiliza un aparato especial conectado a una toma de agua corriente que pasa por un filtro antes de que entre en el interior del organismo. La irrigación se prolonga por un espacio de tiempo variable, que puede ser de entre cuarenta y cinco minutos hasta aproximadamente una hora.

El agua se introduce en el colon a través de una cánula que se coloca en el recto. La cánula tiene dos circuitos, uno de entrada y otro de salida; la persona debe mantenerse completamente inmóvil mientras dura el procedimiento, que consiste en el paso de unos cien litros de agua a temperatura corporal. Por momentos, el flujo de agua puede interrumpirse para permitir que penetre en los recovecos del colon y que, posteriormente, la evacuación sea más completa.

Preparación previa

Lo ideal es estar en ayunas durante las veinticuatro horas antes de la irrigación. Aunque si se desea comer algo pueden tomarse frutas o verduras crudas; no obstante, debe evitarse la ingesta de alimentos durante las doce horas anteriores al procedimiento.

Muchos terapeutas coinciden en que es conveniente, durante una semana o diez días antes del día de la sesión de hidroterapia, hacer una cura con semillas de zaragatona.

Estas semillas son muy ricas en mucílagos ácidos, lo que las dota de un suave poder laxante de tipo mecánico. Al entrar en contacto con el agua, las semillas se van hinchando en su paso por el tracto digestivo. El volumen de la materia fecal aumenta y se estimulan los movimientos peristálticos. La zaragatona también arrastra grasas y sustancias tóxicas; otra de sus acciones beneficiosas sobre el organismo son sus propiedades hipoglucémicas e hipolipémicas, es decir, que reduce los niveles de grasas y azúcar.

Cuando la mezcla de agua y mucílago atraviesa el intestino se adhiere a las paredes del colon, retiene humedad y va desincrustando suavemente la materia fecal y la mucosidad espesa y endurecida que se queda pegada a éstas.

El preparado de zaragatona para ingerir durante la cura incluye una cucharadita de café de semillas por cada dos decilitros de agua; después de que la mezcla haya reposado durante sesenta minutos, se bebe dos o tres horas después de la última comida del día y, por la mañana, otra vez en ayunas igual que al mediodía, una hora antes de comer o dos horas después. Esto no sólo ayudará a una mejor eliminación, sino que también protegerá la mucosa intestinal de posibles irritaciones.

Indistintamente pueden utilizarse, en lugar de las semillas mencionadas, compuestos especialmente destinados a la limpieza del intestino, que combinan tierra arcillosa, zaragatona y pectina. Esta última sustancia también es muy rica en mucílagos que contienen las pepitas de manzana.

Asimismo, algunos especialistas indican lo apropiado que resulta prepararse durante un tiempo antes de realizar la irrigación del colon, practicando lavados como los que se han explicado anteriormente, que pasarán a formar parte del tratamiento general.

Es conveniente también, para que los efectos de la hidroterapia sean aún más positivos, que la persona a la que se le practique esté serena, sin temores ni prejuicios, por lo que las técnicas relajantes como los masajes están muy indicados.

Si se mantienen las tensiones psíquicas y éstas se trasladan a los músculos, se pueden producir espasmos del colon, en cuyo caso el agua no fluye correctamente por su interior.

Después de practicarse la hidroterapia del colon hay que comer muy poco y nunca productos que puedan fermentar, tales como alubias, harinas, cebollas o coles cocidas, entre otros.

Una práctica segura

La irrigación del colon no representa ningún peligro si se practica sin excesos y siempre a cargo de un terapeuta con suficiente experiencia. Si durante la misma el paciente tuviera alguna molestia o dolor, bastará con interrumpir el flujo de agua de entrada y dejar salir el agua que está en el interior del organismo.

La flora intestinal no sufre ningún daño con la hidroterapia porque con esta técnica sólo una pequeña parte de ella se elimina junto a los desechos. A diferencia de lo que sucede cuando se ingieren antibióticos y otros medicamentos que destruyen los bacilos que se alojan en el intestino y sólo se recupera la flora varios días o incluso semanas después, con esta práctica, los que quedan entre las vellosidades intestinales se reproducen rápidamente y vuelven a poblar el colon en unas horas. Desde el intestino delgado fluyen constantemente bacterias sanas que se reproducen cada media hora. Así, podrían practicarse una o dos sesiones de hidroterapia de colon semanalmente sin causar daño a la flora intestinal. Además, en un medio limpio y sano, ésta se reproduce en mayor medida.

El agua circula suavemente recorriendo el recto, las cuatro partes del colon que se describieron en el apartado correspondiente hasta el ciego, sin penetrar en el intestino delgado, que está protegido del reflujo por la válvula ileocecal.

Ciertas enfermedades digestivas no son un obstáculo para la irrigación del colon; por el contrario, mejoran las que son provocadas por la irritación de las mucosas que generan las heces demasiado endurecidas, los residuos putrefactos y que no se pueden evacuar, quedando adheridos.

Es una técnica recomendable para personas adultas de cualquier edad, mientras que los niños, por tener menor intoxicación orgánica, pueden mantener la flora en buenas condiciones y el colon limpio sencillamente con duchas y lavados rectales.

Con independencia de las necesidades concretas de salud de cada individuo o de recomendaciones facultativas puntuales, es aconsejable realizar una irrigación del colon o varias en forma de tratamiento en los cambios de estación.

No obstante, este procedimiento está contraindicado si una persona sufre una grave colitis ulcerosa, enfermedad de Crohn de nivel severo, diverticulitis, si se ha sometido recientemente a una cirugía, tiene un ano artificial o padece de un cáncer terminal o con metástasis. De cualquier manera, el terapeuta no recomendará hidroterapia de colon si al conocer la historia clínica y el estado del paciente, considera que en su caso no resultaría beneficiosa.

Limpieza profunda

El agua que circula por el interior completo del colon va limpiando y desintoxicando escrupulosamente las mucosas. Los residuos antiguos y la piel muerta incrustados o adheridos a las paredes y pliegues del intestino se despegan y evacuan, y las materias más duras se ablandan. Hay desechos que permanecen en el organismo a lo largo de muchísimos años o de toda una vida.

Al principio, salen mucosidades de un tono gris o marrón, cuya textura es viscosa, semejante a la clara de huevo; son elásticas y huelen muy mal. A veces, al examinarlas, pueden verse parásitos minúsculos o gusanos. Finalmente, se eliminan heces secas y putrefactas de color negro, alojadas en el interior del organismo quizás, durante decenios según explicaba en los cursos y seminarios que impartió a lo largo de más de cuarenta años el doctor V. Irons, un naturópata especializado en dolencias intestinales, que contribuyó enormemente al desarrollo de la hidroterapia en Estados Unidos. Este terapeuta, uno de los mayores expertos en irrigación del colon, consideraba este método el mejor para curar enfermedades del intestino y paliar las molestias que éstas causan.

Efectos de la irrigación de colon

Cuando el colon ha eliminado los residuos acumulados y los venenos que lo saturaban ya no pasan sustancias tóxicas al resto del organismo a través de sus paredes porosas, que se debilitan aún más cuando están irritadas o inflamadas por los residuos, con lo cual son aún más permeables. Por la misma razón se limpia la sangre.

Asimismo, el intestino limpio permite un mayor aprovechamiento de nutrientes.

De manera que se experimenta una sensación generalizada de bienestar propia de la depuración conseguida con la irrigación del colon: sensación que es notable, porque el cuerpo se ha liberado de gases, mucosidades adheridas, residuos alimenticios sin digerir y toxinas de bacterias alojadas en el intestino.

Las personas que se han sometido a este tratamiento consiguen recuperar un correcto funcionamiento digestivo y también gran agilidad física, porque ya no sienten la pesadez de la presión de los intestinos repletos de desechos; también notan un efecto de equilibrio en el peso: las que tienen sobrepeso adelgazan y las muy delgadas empiezan a comer con auténtico apetito; de modo que todos adquieren el peso adecuado a su complexión física.

En los ancianos, sobre todo, es notable la mejoría de funciones y la regeneración de tejidos. Las mujeres, por su parte, sienten alivio en caso de padecer cistitis, dolores menstruales y, con frecuencia, no vuelven a experimentar estas molestias nunca.

Cuando el colon queda limpio de parásitos, gusanos y bacterias nocivas, mejoran las inflamaciones generalizadas en el organismo y se recupera la función renal de eliminación que, muchas veces, con los problemas digestivos, también disminuye.

Merece destacarse, asimismo, que la capacidad intelectual se incrementa y se produce una intensa armonía emocional, percibiéndose una sensación de paz, cuando antes se sentía irritabilidad y tensiones.

Por último, aunque de gran importancia, la irrigación de colon es una buena prevención del cáncer que afecta a este órgano, ya que la enfermedad parece estar directamente relacionada con su saturación.

Según afirman los terapeutas que la realizan, la hidroterapia de colon es muy beneficiosa para la salud digestiva y la del organismo en general.

Pero su carácter no es milagroso ni es lo único que debemos hacer para mantener un estado saludable.

Esta terapia debe combinarse con otros hábitos higiénicos saludables, con una dieta equilibrada y con la eliminación, en la medida de lo posible, del estrés al que continuamente nos somete el ritmo de vida urbano occidental.

Se trata de tomar conciencia y mantener en nuestras manos las riendas de nuestra salud física y emocional y no dejarnos llevar por lo que las circunstancias y el entorno social nos imponen.

Diez puntos para destacar

- Limpiar el colon es una manera no sólo de que esta zona del aparato digestivo esté en buen estado, sino también de recuperar la salud y el equilibrio en prácticamente todo el cuerpo, así como la armonía de nuestra vida emocional y la paz.

- Mantener limpio el interior del cuerpo fue, para nuestros más remotos antepasados, una preocupación constante, de lo que existe documentación con más de tres mil años de antigüedad en diversas culturas.

- El lavado intestinal puede practicarse individualmente de forma casera: consiste en la introducción de agua en el colon para su limpieza y se realiza con un recipiente de plástico o caucho para el agua y una cánula que se introduce en el recto.

- Hidroterapia del colon e irrigación del colon son sinónimos. Es una técnica de lavado total y minucioso del colon. Durante la misma se utiliza gran cantidad de agua y la realiza un especialista con un aparato conectado a una toma de agua corriente.

- Para que los efectos de la hidroterapia sean aún más positivos, es conveniente que la persona a la que se le practique esté serena, sin temores ni prejuicios; si se mantiene tensa, se pueden producir espasmos del colon.

- La irrigación del colon no representa ningún peligro si se practica sin excesos y a cargo de un terapeuta con suficiente experiencia. Si durante la misma el paciente tuviera alguna molestia o dolor, se interrumpe el flujo de agua y se deja salir la que está en el interior.

- Según el reconocido naturópata V. Irons, al principio salen mucosidades de tono gris o marrón; son elásticas y huelen muy mal. Pueden albergar parásitos minúsculos o gusanos y, finalmente, se eliminan heces secas y putrefactas.

- Cuando el colon ha eliminado los residuos acumulados y los venenos, se limpia también la sangre y no pasan sustancias tóxicas al resto del organismo. Asimismo, el intestino limpio permite un mayor aprovechamiento de nutrientes.

- Todos experimentan gran bienestar físico, intelectual y emocional después de una hidroterapia de colon. Los ancianos mejoran sus funciones y se regeneran sus tejidos; las mujeres sienten alivio si padecen cistitis o dolores menstruales.

- La hidroterapia debe complementarse con hábitos saludables, una dieta equilibrada y eliminando en la medida de lo posible el estrés propio del ritmo de vida urbano occidental.

  Las riendas de nuestra salud física y emocional deben estar en nuestras manos.

Capítulo 6

OTROS MÉTODOS
DE HIGIENE INTESTINAL

Dos de las culturas que más sabiduría han aportado al conjunto de la humanidad en todos los aspectos son la india y la china. Ambas han desarrollado métodos terapéuticos naturales y de gran capacidad curativa. Entre otros conceptos para mantener la salud del cuerpo y el alma, consideran de gran importancia una alimentación equilibrada, una buena higiene exterior e interior del organismo y la práctica de cierto tipo de ejercicios que elevan los niveles de energía y las posibilidades de defensa y recuperación del mismo ante la enfermedad.

La medicina india

Conocida como ayurveda o medicina ayurvédica, esta terapia tradicional india se ha practicado durante milenios. Ha tratado el cuerpo humano como un todo integrado y, en lo que a este trabajo respecta, nos interesa su afirmación acerca de que la enfermedad y la muerte prematura están asociadas al estado de nuestros intestinos.

Tres son las fuerzas o *doshas* que regulan las funciones orgánicas para los médicos tradicionales hindúes: la llamada *Vata*, que se encarga especialmente de la función intestinal y tiene su sede en el colon; *Pitta*, que es el nombre de la bilis en sánscrito, que controla el *Agni* y, por tanto, es responsable de la digestión y el metabolismo; y el *dosha Kapha*, que rige los jugos gástricos y de él depende la cohesión y resistencia del organismo, entre otras funciones.

El conjunto de actividades propias de la digestión se denomina *Agni,* que significa fuego digestivo: es decir, que el *Agni* es la energía que cocina los alimentos que tomamos, para que luego las células y los tejidos puedan aprovecharlos de manera óptima.

De modo que el *Agni* actúa desde que el alimento se introduce en la boca hasta que los residuos digestivos se eliminan en forma de materia fecal; también incluye las funciones de todos los órganos que intervienen, así como los jugos que éstos segregan: la saliva y las diversas secreciones gástricas. Sin embargo, lo más importante para un buen desarrollo del *Agni* es la bilis.

Una ingestión saludable de alimentos y un organismo con un *Agni* poderoso son básicos para la salud intestinal, así como para una buena salud orgánica en general, en el concepto ayurvédico.

Cuando éste sufre un desequilibrio que lo hace demasiado fuerte o, por el contrario, se debilita, se está a las puertas de la enfermedad.

Una buena disposición durante las comidas y una adecuada digestión de los alimentos es fundamental para mantener en equilibrio las diversas fuerzas orgánicas o *doshas*; asimismo, es conveniente no reprimir los sentimientos y emociones, ya que esto también bloquea el *Agni* o lo desequilibra.

Si tal cosa ocurre, se acumulan toxinas y el *Agni* se convierte en *Ama*, una sustancia mucosa y nociva, procedente de alimentos sin digerir o insuficientemente digeridos.

Algunos consejos para que el *Agni* se mantenga en forma son: no excederse en la cantidad de alimentos que se toman; comer en un ambiente relajado y con un estado anímico positivo hacia los alimentos y, sobre todo, no comer sin tener hambre, porque la falta de apetito en un organismo sano significa que no se ha digerido aún la comida anterior.

Los platos deben prepararse en el momento con alimentos frescos y, una vez cocinados, deben consumirse calientes. No deben tomarse alimentos recalentados, ya que son más pesados y difíciles de digerir.

Ayurveda, yoga y limpieza intestinal

La medicina ayurvédica y el yoga son dos disciplinas que se han desarrollado paralelamente en la historia, y ambas comparten la visión del individuo como una totalidad indisoluble.

El objetivo último del yoga, sin entrar en matices, es llegar a ejercer un control sobre la propia mente para que surja el conocimiento de nuestro verdadero ser o *Atman*. Pero, para ello, es preciso tener antes dominio sobre el cuerpo, así como control sobre la influencia del entorno social.

La medicina tradicional india propone, al igual que otras terapias de culturas antiguas, la limpieza del aparato digestivo como forma de purificar el organismo y liberar el cuerpo de toxinas que, como es obvio, incluyen el colon, pero no sólo a este órgano.

Lagoo Shank Prakshalana

En primer lugar hallamos la llamada «pequeña limpieza», o *Lagoo Shank Prakshalana,* en lengua original. Se trata de tomar en ayunas dos vasos de agua tibia en la que se han diluido seis gramos de sal marina por litro de agua.

Luego se practicarán los ejercicios que se describen a continuación; en total, deberán realizarse tres series de ejercicios y tomarse seis vasos de agua, dos vasos cada vez. Al principio, una vez realizada la primera serie de ejercicios y, después, en la segunda.

Los ejercicios son los que recomiendan practicar prestigiosos profesores de yoga.

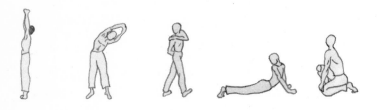

Lagoo Shank Prakshalana.

1.*er* movimiento del ejercicio

La posición de partida es situarse erguido, con los pies a una distancia de treinta centímetros uno de otro y los brazos estirados por encima de la cabeza, con las palmas hacia arriba y los dedos entrelazados. La respiración debe ser normal y la espalda debe mantenerse recta.

Sin girar el torso hay que inclinarse hacia la izquierda, luego volver a la posición inicial e, inmediatamente, girarse hacia la derecha. El objeto de estos movimientos es conseguir la apertura del píloro; cada vez que el cuerpo se inclina a un lado o a otro, una parte del líquido ingerido se desliza desde el estómago y se dirige hacia el duodeno y el resto del intestino delgado.

2.º movimiento

En igual posición y con los pies separados, como en el movimiento anterior, se extiende el brazo derecho en horizontal, sin elevarlo por encima de la línea del hombro ni y situarlo por debajo del mismo, al mismo tiempo que se flexiona el brazo izquierdo con la mano extendida y la palma hacia abajo, hasta que los dedos índice y pulgar rocen la clavícula.

Luego se hace rotar el torso llevando el brazo extendido todo lo posible hacia atrás, mientras que la mirada se dirige hacia la punta de los dedos de la mano del otro brazo (el que tenemos flexionado). Se vuelve a la postura inicial y se repite el movimiento hacia el lado opuesto.

Estos movimientos hacen avanzar el agua por el interior del intestino delgado.

3.er movimiento

Estirado sobre el suelo boca abajo, sólo los dedos de los pies y las palmas de las manos deben estar en contacto con la superficie (suelo, alfombrilla, etcétera). El resto del cuerpo deberá quedar suspendido; es importante que la distancia entre los pies se mantenga alrededor de unos treinta centímetros.

Después hay que girar la cabeza, el tronco y los hombros hasta que se consiga ver el talón del pie opuesto al lado hacia el que giramos. Hecho esto, volvemos a la posición de inicio y repetimos hacia el otro lado.

Con estos movimientos, el agua ingerida habrá avanzado y estará al final del intestino delgado; es el momento de dirigirla hacia el colon y que también atraviese este órgano.

4.º movimiento

La posición de partida es en cuclillas y apoyando las nalgas sobre las pantorrillas, pero con los talones hacia afuera de las nalgas; los pies en este caso también deben mantener una distancia aproximada de treinta centímetros. Las palmas de las manos se apoyan sobre las rodillas, distantes una de otra aproximadamente unos cincuenta centímetros.

Luego, girando el torso, la rodilla se apoya en el suelo junto al pie opuesto, mientras que las manos empujan los muslos: el derecho hacia la izquierda y el izquierdo hacia la derecha, alternativamente.

Al hacerlo, comprimimos una mitad del vientre para presionar el colon y, volviendo la cabeza hacia atrás, también se presiona el abdomen. Conviene iniciar el movimiento de torsión y presión hacia la derecha, para que lo primero que se presione sea el colon ascendente, situado en dicha zona abdominal.

Si se sienten molestias en las rodillas, pueden reducirse colocando un cojín entre el muslo y el abdomen.

Con esta pequeña limpieza, el agua salada ingerida va pasando poco a poco por el intestino, desincrustando los residuos adheridos a sus paredes y eliminando bacterias tóxicas, mientras las benignas de la flora intestinal permanecen.

Si esta limpieza se realiza con frecuencia puede hacerse sólo con agua para no ingerir demasiada sal.

Acabados los ejercicios, debe esperarse unos treinta minutos antes de tomar alimentos; si, además, se sigue una dieta sana, la mucosa intestinal, libre de toxinas, aprovechará mejor los nutrientes de todo tipo.

Asimismo, se regulará la función excretora, incluso el estreñimiento de larga duración; se apreciará que el abdomen se deshincha y que la piel se ve más joven y elástica.

Estos ejercicios también hacen que el tono muscular del colon se recupere y son una buena preparación para una limpieza de mayor envergadura, como la que se describe a continuación.

Gran limpieza o *Shank Prakshalana*

A diferencia de la anterior, en este caso se trata de beber grandes cantidades de agua salada hasta que ésta se elimine a través del ano. Aunque no todas las personas pueden tolerarla, suele ofrecer resultados muy satisfactorios para aquellos que no la rechazan ni existen contraindicaciones para practicarla.

El día anterior en que se va a realizar debe tomarse una cena frugal y, si se desea, un baño relajante para estar descansados. La jornada siguiente, cuando se haga la limpieza, es preciso que existan las circunstancias adecuadas y escoger un lugar apropiado que nos permita estar tranquilos y solos durante todo el día.

Deben prepararse tres litros de agua tibia y, por cada litro, seis gramos de sal marina. Se comienza tomando un vaso de esta mezcla.

Luego se inicia la práctica de los ejercicios de yoga descritos en el punto anterior.

A continuación, se vuelve a tomar el agua salada, hasta llegar a los seis vasos; ése es el momento de ir al lavabo; puede o no evacuarse, pero, al margen de ello, hay que continuar bebiendo vasos de agua con sal hasta completar la cantidad preparada.

Llegará un punto en que el agua empezará a eliminarse por el ano hasta que se deje de beber. Finalizado el proceso y, teniendo en cuenta que al haberse ingerido agua salada se tendrá sed, es preciso aguantarla y, en lugar de beber líquido, tomar un poco de arroz cocido y sazonado con aceite de oliva virgen y hierbas tales como tomillo, romero u orégano.

El resto del día no se debe hacer ejercicio, beber alcohol ni líquidos ácidos y, durante los tres días siguientes, no deben tomarse productos de origen animal.

La frecuencia con que se recomienda practicar esta gran limpieza es de cuatro veces al año, coincidiendo con los cambios de estación. Cuantos más años tenga la persona que la realiza, más útil y beneficiosa será. Si se experimenta agotamiento después de la primera vez, es porque había acumulada mucha materia residual y el efecto ha sido profundo: eso indica que conviene repetir el proceso al cabo de un par de meses.

Cuando esta práctica se convierte en una costumbre, el efecto será cada vez más leve, hasta que ya no se sienta cansancio.

La razón por la que se utiliza agua con sal es que, originalmente, esta higiene se hacía con agua marina. La sal conserva el agua en el interior del tracto digestivo y, a la vez, impide que las paredes intestinales la absorban. La concentración de sal que se recomienda es la misma que tiene el plasma sanguíneo, porque evita la pérdida de sales minerales. Asimismo, la sal tiene un elevado poder de desinfección y combate bacterias, además de su probada capacidad para desincrustar adherencias indeseadas que pueden estar depositadas en los intestinos durante muchos años.

Sin embargo, no deben tomar la solución salina aquellas personas que sufran una insuficiencia renal severa, problemas de riñón o corazón. En todo caso, antes de hacerlo, deben consultar a un especialista, ya que a aquellas personas para las que existan contraindicaciones, se les recomendará hacer la limpieza con unos tres litros de agua en la que se hayan hervido bastantes puerros, sin añadir ninguna sal.

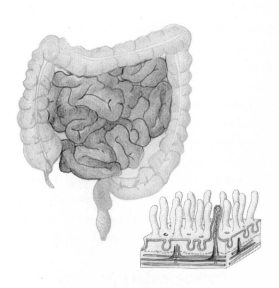

Intestino delgado y sus vellosidades.

Las ventajas de este método de limpieza intestinal, ampliamente comprobadas en multitud de personas, son muchas y muy variadas: desde una sensible mejora de la piel, con desaparición de granos e impurezas; la normalización del sueño de las personas que sufren insomnio; la recuperación del apetito, y también importantes mejoras en *la* capacidad de concentración e incluso la erradicación de dolencias graves.

El efecto inmediato de limpieza de los residuos adheridos a las vellosidades del intestino son la regeneración de la mucosa, que recupera su tonicidad y mejora la capacidad de asimilación de nutrientes.

Terapias que contribuyen a la limpieza

Para la medicina tradicional china no es lo mismo un órgano que una víscera. La diferencia fundamental es la consideración de que, si se extirpan órganos, la vida no puede continuar, mientras que sí es posible vivir sin algunas de las vísceras. Para decirlo más claramente: el corazón es un órgano, mientras que el estómago tiene *categoría de víscera*.

El fundamento de la medicina tradicional china es que por nuestro cuerpo fluye una energía vital o *ch' i* que se desplaza a través de unos canales o meridianos denominados *qing*. Los canales ordinarios se corresponden con órganos, a los que se suman dos vasos: uno situado en la línea media de la zona anterior del cuerpo, o *canal de la concepción*, y otro en la línea media del dorso del mismo, llamado *gobernador*.

Los canales principales son doce y corresponden a los órganos vitales del organismo: pulmones, intestino grueso, intestino delgado, bazo-páncreas, corazón, riñones, vejiga, sistema cardiovascular, vesícula biliar, hígado, vaso de la concepción, vaso gobernante y triple calentador.

Una experiencia terapéutica con más de siete milenios de antigüedad ha llevado a los facultativos chinos a afirmar que existen ocho maneras de curar, siempre utilizando métodos naturales, sea cual sea la dolencia que deba tratarse.

Estas ocho maneras terapéuticas pueden combinarse si la enfermedad así lo requiere o si se hace necesaria tal combinación por el tipo de energía de la persona afectada.

En el caso de problemas del aparato digestivo que causan molestias estomacales o intestinales, consideran eficaz usar el método de armonización, *He*, en el idioma original, que regula las funciones de la parte superior e inferior del mismo.

Si el problema es de estreñimiento, se utiliza la reducción o *Xia*, para dirigir hacia abajo algo que se encuentra en el interior del organismo y debe conducirse hacia el exterior.

Consiste en reducir la sustancia que se halla en el cuerpo del paciente, a través de un movimiento descendente hacia el exterior.

El método denominado *Tu*, que significa «vómito», se utiliza prácticamente en exclusiva para problemas del tracto digestivo y consiste en que el paciente vomite en caso de mala digestión o intoxicación alimentaria.

Se trata de provocar el vómito del paciente y rara vez se emplea para enfermedades de otra índole.

Éstos son sólo algunos ejemplos de la metodología china mencionada, pero hay otros que están destinados a desbloquear las vías de eliminación o a la purificación del organismo, así como a restablecer la energía cuando falta y a armonizarla cuando está desequilibrada, lo que también, en ocasiones, es preciso para recuperar una correcta función digestiva.

Una de las técnicas fundamentales de esta milenaria medicina, y una de las que más se conocen y practican en Occidente es la acupuntura, palabra que procede de dos términos latinos *acus,* que significa «aguja», y *pungere,* «punción», porque así es como trata diversos puntos del cuerpo: insertando agujas en ellos para aliviar el dolor y restaurar la salud. Es una opción terapéutica sencilla, no invasiva, barata y eficaz.

Hace ya varios años que la Organización Mundial de la Salud difunde el conocimiento de esta disciplina, porque la considera un método eficaz para tratar una serie de trastornos y, sobre todo, el dolor de tipo diverso, incluso postoperatorio; además se enseña acupuntura en diversas universidades occidentales. En China se practica desde hace más de dos mil años.

Los puntos clave donde los acupuntores insertan las finas agujas que utilizan se denominan *resonadores,* en chino *xue,* para que el paciente recupere el equilibrio de su energía, que es lo que causa el trastorno en el órgano correspondiente, ya que, según la teoría médica de referencia, la enfermedad se produce cuando no existe armonía en los dos polos del *ch'i,* el *yin* y el *yang.* De forma que, punzando para deprimir o elevar la energía en ciertos puntos, se consigue la curación.

Por su parte, la digitopuntura, inspirada en los mismos principios que la acupuntura, también trabaja sobre dichos puntos o nudos de los canales energéticos, estimulándolos con los dedos, de ahí su nombre. La diferencia esencial con la anterior es que tiene un efecto directo sobre los síntomas de una enfermedad.

Eso supone que la digitopuntura puede actuar sobre ciertos puntos para mejorar trastornos intestinales, entre ellos sobre el que afecta específicamente al colon, y que la medicina

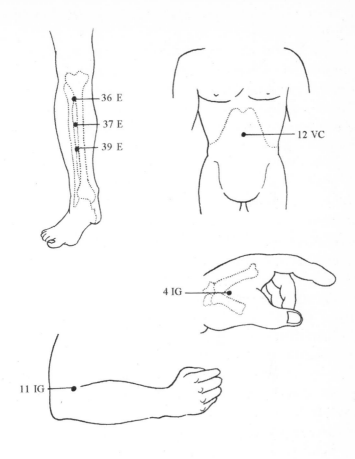

Mapa de los puntos de digitopuntura.

china reconoce como punto 11 IG y, en este caso, la presión se ejerce con los pulgares. Los casos de estreñimiento se tratan de modo eficaz influyendo en otros puntos como, entre otros, el 4 IG o el 12 VC, lo que constituye un buen complemento para los tratamientos de higiene del colon.

Otras ayudas

Los ejercicios físicos se recomiendan, en general, para la buena forma física y la salud, pero están especialmente indicados los que movilizan los músculos abdominales, como la marcha, la natación, el yoga y otros, ya que favorecen las funciones del intestino.

Sobre los músculos mencionados actúa de manera eficaz la aplicación alternada de compresas humedecidas en agua fría y caliente y los baños de los pies en agua fría, porque estimulan la peristalsis intestinal, favoreciendo el paso adecuado de los alimentos por el tracto digestivo y, por lo tanto, mejorando las digestiones.

Algunos especialistas en hidroterapia recomiendan aplicarse compresas calientes sobre el perineo y hacerlo diariamente a la misma hora, para facilitar la evacuación. También consideran que, antes de irse a dormir, resulta beneficioso darse un baño de asiento del perineo y los órganos sexuales externos, durante cinco minutos, y aplicar compresas de agua muy fría sobre la zona para mejorar el tono de la musculatura intestinal.

Ayunos y masajes

La combinación de lavados y ayuno se complementa para limpiar el colon, porque ayunar favorece la evacuación de toxinas y residuos, incluso los que llevan años acumulándose.

Después de un ayuno, muchas personas con sobrepeso incluso con obesidad, pierden muchos kilos y una de las razones es la eliminación de la gran cantidad de residuos que tenían estancados en el colon.

Al no ingerir alimentos, el medio del intestino se acidifica, con el resultado de que se expulsan los microorganismos tóxicos y se impide su proliferación; así desaparecen las flatulencias y los gases, que son generados por la putrefacción de materias residuales sin evacuar. A la vez, se crea el medio adecuado para que las bacterias beneficiosas de la flora intestinal se multipliquen.

Al levantarse cada día es muy positivo darse un masaje abdominal, mientras se respira regular y profundamente. Con la palma de la mano debe recorrerse, en el sentido de las agujas del reloj, todo el trayecto del colon empezando por la derecha, desde la fosa ilíaca subiendo hasta el hígado; luego atravesando el abdomen hasta llegar al lado izquierdo y después se inicia el masaje descendente –sin interrupciones–, hasta la fosa ilíaca izquierda. Esto estimula la defecación matinal.

Si el masaje lo realiza un profesional con conocimiento del estado de la persona afectada, masajeará según las necesidades de la misma, pero siempre se centrará en los cinco puntos que constituyen cada zona que compone el colon: el intestino ciego, la flexura derecha, luego la izquierda, el colon descendente y el sigmoide. Al comienzo de la terapia, el masaje será muy suave y, una vez recorrida toda la superficie, se concentrará en las zonas donde se acumulan los residuos fecales; el efecto es similar al que se consigue realizando ejercicios abdominales, pero los resultados son más rápidos.

También se estimula la tonicidad del colon con el masaje realizado con los pulgares en las plantas de los pies en el punto que, según la reflexología, corresponde a dicho órgano.

Minerales, oligoelementos y vegetales beneficiosos

El cloruro de magnesio en una solución de veinte gramos por litro de agua es un buen limpiador del colon porque el organismo no lo asimila; asimismo, sirve para que desaparezcan los desagradables olores de la materia fecal, debido a la eliminación de las bacterias que anidan en los residuos putrefactos.

Para ciertos trastornos intestinales que puedan sufrir las personas que realizan una hidroterapia del colon puede recomendarse la ingestión de determinados oligoelementos: si se trata de colitis cuyo origen es nervioso, se aconseja manganeso-cobre. En el caso de colitis fermentativas, cuyo resultado es que la materia fecal es grasa, níquel y cobalto, y en colitis asociadas a insuficiencias hepáticas, lo indicado es manganeso-azufre. Por supuesto que debe consultarse al especialista para adecuar la dosis y la frecuencia de ingestión.

Ciertas hierbas y especias han probado ser eficaces en el tratamiento o la eliminación de algunos trastornos digestivos, sin necesidad de exponernos a los medicamentos químicos que, inevitablemente, tienen efectos secundarios.

Para tratar la aerofagia, por ejemplo, un trastorno menor, pero muy desagradable, se recomienda tomar infusiones o decocciones o, si se prefiere, condimentar los alimentos con algunas de estas especias o hierbas: hinojo, alcaravea, angélica o anís verde, todas ellas de virtudes carminativas comprobadas; por su parte, el comino ayuda a la mejor digestión de las féculas y las harinas, y la menta y el cilantro provocan mayores secreciones de jugos gástricos, lo que también contribuye a mejorarla, además de ser antiespasmódicos.

Las personas estreñidas deben incluir en su dieta muchas ciruelas, así como utilizar la alcaravea para condimentar sus guisos para evitar o paliar este problema.

La ajedrea es un poderoso desinfectante intestinal y evita los dolorosos espasmos que provocan los gases y las digestiones pesadas. También son desinfectantes el ajo crudo, las manzanas y el ajo o la col fermentada.

Para la diarrea, es recomendable tomar zanahoria y arándanos. El enebro evita la fermentación de los alimentos en el intestino.

A las personas que sufren hemorroides, se les aconseja comer calabaza.

Tomar dos cucharadas soperas de polen en ayunas durante cuatro semanas es una cura excelente para el intestino. Este producto natural contiene un agente antibiótico que ataca a las bacterias nocivas que ponen en peligro la salud del colon. Evita, asimismo, las putrefacciones intestinales y retorna el equilibrio a la flora bacteriana.

Una rutina saludable

Volviendo a la medicina tradicional india, con la que se iniciaba este apartado, ésta tiene una palabra específica para denominar a la rutina diaria: *dinacharya,* y sus terapeutas y seguidores consideran que cumplirla es una de las claves para mantener la salud en forma.

Sus recomendaciones para la primera hora de la mañana son las que se mencionan a continuación:

– Levantarse antes de que salga el sol.
– Cepillarse los dientes, la lengua y enjuagar toda la cavidad bucal.

- Beber un vaso de agua tibia (si se desea, se puede añadir limón y miel).
- Orinar y defecar a continuación.
- Darse un masaje en la cabeza, el cuerpo y las plantas de los pies y, después del mismo, enjuagarse la boca con aceite de girasol o sésamo sin ingerirlo; debe escupirse.
- Tomar un baño o una ducha de agua caliente y finalizar con una ducha de agua fría.
- Practicar algunas posturas o *asanas* de yoga y ejercicios de meditación.
- Luego desayunar, y ya se habrán adquirido las condiciones energéticas ideales para enfrentarse a la labor diaria.

Transcurrido el período matinal, se aconseja almorzar entre las doce y la una del mediodía, algo consistente, con variedad de productos vegetales de temporada, respetando la proporción de 75 % de alimentos crudos y 25 % de cocidos, por lo menos.

A continuación:
- Breve período de descanso.
- Paseo entre diez y quince minutos al aire libre.
- Volver al trabajo.
- Como opción al terminar, realizar ejercicios de yoga y meditación.

Se recomienda no cenar más tarde de las seis o las siete; la cena debe ser más ligera que la comida del mediodía; luego se debe pasear otros diez o quince minutos y dedicarse, al regresar, a alguna actividad relajante y agradable: escuchar música es una buena opción, por ejemplo.

La hora de acostarse no debe prolongarse mucho más de las diez de la noche.

Sin duda, para el estilo de vida que normalmente se impone en los núcleos urbanos y los horarios de trabajo que tenemos, es difícil mantener la rutina recomendada y las horas que se indican como más adecuadas para comer, dormir, etcétera.

Pero hay ciertos puntos que podemos incluir en nuestra cotidianeidad: en principio, una dieta vegetariana saludable, así como incorporar los breves paseos después de las comidas y los ejercicios de yoga y la meditación.

Diez puntos para destacar

- Ayurveda es el nombre de la medicina tradicional india practicada desde hace milenios. Para esta disciplina, el cuerpo humano es un todo y considera que la enfermedad y la muerte prematura están asociadas al estado de los intestinos.

- El conjunto de actividades propias de la digestión se denomina *Agni,* que significa «fuego digestivo», es decir, la energía que cocina los alimentos que tomamos, para que luego las células y los tejidos puedan aprovecharlos de manera óptima.

- La medicina tradicional india propone la higiene del aparato digestivo como forma de purificar el organismo y liberar el cuerpo de toxinas. Se puede practicar la «pequeña limpieza» o la «gran limpieza», según los casos.

- Doce son los canales o meridianos, denominados *qing,* según la medicina china. Éstos se corresponden con órganos vitales del organismo, entre ellos los pulmones y el corazón, así como los del sistema digestivo.

- La digitopuntura se inspira en los mismos principios que la acupuntura; trabaja sobre los mismo puntos, pero los estimula con los dedos. La diferencia esencial con la punción con agujas es que tiene un efecto directo sobre los síntomas de una enfermedad.

- Los ejercicios físicos en general son recomendables y también están indicados, sobre todo, los que movilizan los músculos abdominales, como la marcha, la natación, el yoga y otros, ya que favorecen las funciones del intestino.

- Los lavados y el ayuno se complementan para limpiar el colon, porque ayunar favorece la evacuación de tóxicos y residuos, incluso los que llevan años acumulándose.

- Los masajes abdominales ofrecen resultados más rápidos de alivio digestivo que los ejercicios que estimulan esa zona. También mejora la tonicidad del colon el masaje realizado con los pulgares en las plantas de los pies en el punto reflejo de este órgano.

- Ciertas hierbas y especias han probado ser eficaces en el tratamiento o eliminación de algunos trastornos digestivos, sin necesidad de exponernos a medicamentos químicos que, inevitablemente, tienen efectos secundarios.

- Aunque la ajetreada vida actual en la ciudad impida tener una rutina cotidiana ideal, hay ciertas pautas que podemos incluir en ella: una dieta vegetariana saludable, así como breves paseos después de comer, ejercicios de yoga y meditación.

Capítulo 7

HIDROTERAPIA Y OTROS TRATAMIENTOS

La hidroterapia del colon es tan beneficiosa para la salud que con ella se pueden tratar muchas de las enfermedades en las que la medicina tradicional habitualmente fracasa, especialmente las que atacan al aparato digestivo, además de ser compatible con los más diversos tratamientos.

Según informan los hidroterapeutas, una vez que los pliegues del colon están limpios de impurezas y residuos, el sistema inmunológico se recupera y es capaz de enfrentarse a los más duros ataques de virus y bacilos que provocan la enfermedad y defenderse de los mismos hasta eliminarlos.

Desaparecen las intoxicaciones, ya que el colon limpio recupera su Ph natural y no penetran sustancias tóxicas en el torrente sanguíneo.

Como al limpiarse el medio se recupera la flora intestinal, la consecuencia es la curación de las alergias.

Mejora el estado de la piel y el acné, así como las manchas que disminuyen o desaparecen; deja de perderse agua y, por tanto, al estar más hidratada, la epidermis recupera elasticidad; también se han verificado casos en que se ha detenido la caída del cabello y éste comenzó a ser más abundante y a crecer con más fuerza.

En muchas de las dolencias que aquejan a personas mayores como, por ejemplo, la artrosis y problemas en las articulaciones o en las vértebras, propias del desgaste óseo, se consiguen resultados de recuperación espectacular.

Pacientes que sufren ansiedad, estrés o fobias durante muchos años vuelven a sentirse equilibrados psíquicamente y su carácter adquiere serenidad.

Los mencionados son sólo algunos ejemplos que en otro capítulo se tratarán de forma más detallada, pero antes veremos cómo es el tratamiento de irrigación de colon y qué terapias se pueden utilizar al mismo tiempo.

Hidroterapia: etapas del tratamiento

El médico naturista y experto hidroterapeuta Manfred A. Ullrich describe los tratamientos de hidroterapia dividiendo en cuatro etapas su desarrollo: la primera o de iniciación es aquella en que el paciente recibe entre una y diez sesiones; este especialista afirma que al final de la misma puede suceder que algunas personas mejoren notablemente y otras, en cambio, empeoren o sufran una fase aguda del trastorno que las afecta.

En este último caso, la crisis de agravamiento de problemas físicos o psíquicos pueden incluir desde volver a sentir dolor en la zona de una antigua fractura ósea o aparecer un trastorno de tipo emocional provocado por un trauma ocurrido muchos años antes.

Estos fenómenos propios de la segunda etapa del tratamiento se deben, según el mismo experto, a una «descarga neurotóxica»: el organismo está eliminando toxinas de todos los sistemas, por lo que se produce una relajación general, que pone de manifiesto las sensaciones mencionadas.

A esta fase le sigue la llamada *etapa de curación,* en que se comienzan a experimentar claros progresos, aunque se vayan alternando períodos de mejora y de empeoramiento. Es el momento de introducir terapias complementarias si es necesario: remedios homeopáticos, por ejemplo.

Finalmente el paciente se cura. La sintomatología de la dolencia que lo aquejaba prácticamente desaparece y, en ocasiones, la desaparición es total. Asimismo, puede incluirse quiropraxia como ayuda final y debe establecerse una dieta correcta a partir de ese momento.

Es importante que tanto la persona que se someterá a hidroterapia, como sus allegados, sepan que es posible que existan momentos de malestar o agudización durante el tratamiento, de lo que el terapeuta debe informar previamente.

El ambiente

Por las singulares características de los tratamientos de hidroterapia, las sesiones deben realizarse en un espacio aislado de la consulta, con un lugar especial donde el paciente pueda desnudarse y, por supuesto, con un aseo. Después de cada sesión con un paciente es imprescindible desinfectar el aseo. Es de la mayor importancia que éste tenga las máximas condiciones de higiene y desinfección y que se eliminen los malos olores.

El ambiente en que se desarrolla una sesión de hidroterapia debe incitar a la relajación, lo que es fácil de conseguir con una música suave.

Normalmente, las personas que se someten un tratamiento de hidroterapia sienten frío, de modo que en la climatización del espacio debe cuidarse que la temperatura esté unos grados más alta de lo habitual y también tener a mano mantas con las que poder abrigar al paciente.

Disposición y dieta

Es muy importante que se acuda a la sesión con un estado de ánimo positivo y relajado; para ello, se recomienda haberse dado un baño, que calmará los nervios o, si se prefiere, tomar una infusión de valeriana, tila, manzanilla, etcétera.

Durante el tiempo de la terapia es bueno comer varias manzanas diariamente. Esto ayuda a su eficacia, porque al ingerir esta fruta se activa la función intestinal: se recomiendan entre tres y cinco manzanas diarias y evitar la ingestión de proteínas de origen animal para que los residuos se desprendan del intestino fácilmente. Cada día debe tomarse también un plato de sopa caliente preparada con agua y cuarenta gramos de germinados de escanda, centeno y arroz, a los que se añadirán semillas de lino.

La sesión

Para realizar una hidroterapia del colon se utilizan aparatos especiales para ese fin, de los que existen diversos modelos. Pero, en general, se instalan fijándolos a una pared, labor que realiza un técnico especializado. Tiene dos conductos, uno por el que penetra el agua en el organismo, una vez que se inserta el tubo en el interior del recto y otro que sirve como desagüe y por el que salen los residuos.

Asimismo, está dotado de controles para regular la presión del agua, su temperatura y un reloj conmutador para establecer el tiempo de duración de la irrigación; cuando éste concluye, suena una alarma. Aunque, por supuesto, en caso necesario, es posible interrumpir manualmente el proceso.

Otros accesorios más complejos y sus características técnicas dependen de las marcas y los modelos de cada aparato, y el hidroterapeuta explicará debidamente su funcionamiento, en caso de que el paciente se interese por ello.

En líneas generales, y sin entrar en pormenores, se le indicará al paciente que se quite la ropa, dejando desnuda la parte inferior de su cuerpo. Se le proporcionará una bata especial para cubrirse y deberá ponerse calcetines y zapatillas de abrigo para que no se le enfríen los pies.

Luego deberá tumbarse en una camilla, que estará cubierta por un papel, de tal modo que se apoye sobre uno de los lados del cuerpo, con la pierna inferior extendida y la superior recogida. De esa manera se relajan los músculos de las nalgas, debajo de las cuales se colocará un cojín absorbente.

A continuación, el especialista introducirá con suavidad un tubito en el ano y el paciente girará el cuerpo hasta quedar de espaldas, en la posición que le resulte más cómoda, y que sea, asimismo, apropiada para que el agua pase con facilidad.

El terapeuta se sentará cerca y conectará el aparato de hidroterapia del colon, de tal modo que exista una alternancia entre presión y distensión; el agua tendrá una temperatura aproximada de 38 °C y la operación se repetirá cinco veces. Para estimular la función intestinal, en tres o cuatro de ellas, la temperatura del agua deberá situarse en 22 °C.

Si el paciente sufre alguna enfermedad intestinal inflamatoria, el agua no debe sobrepasar los 34 °C de temperatura. Si padece cistitis o prostatitis, nunca debe estar a menos de 30 °C.

A través de un cristal que tiene el aparato con el que se realiza la hidroterapia, es posible ver los desechos y materias fecales oscuras que van saliendo del cuerpo; cuando el abdomen de la persona que se está tratando esté relajado, el especialista alternará los masajes –que realizará en el sentido de las agujas del reloj– y la introducción de agua. Al inicio y al final de la sesión, ésta deberá ser caliente. Debido a la falta de costumbre de recibir masajes en el abdomen, muchas personas sienten agujetas en los músculos de esa zona después de la primera sesión.

A veces, el terapeuta advierte que el abdomen del paciente está rígido; antes que nada, deberá extraer los gases para poder dar el masaje para que el agua penetre correctamente.

Otros pormenores de la sesión se explican en cada caso particular.

Homeopatía

La palabra *homeopatía* procede de la combinación de dos términos griegos: *homos* que significa «similar» y *pathos* que quiere decir «sufrimiento».

A mediados del siglo XVIII nacía en Alemania Samuel Christian Hahnemann, que recibió instrucción en medicina. En esa época, la medicina no era una ciencia muy eficaz y sus procedimientos eran invasivos y muchas veces inútiles. Una forma habitual de tratamiento para las más diversas dolencias consistía, por ejemplo, en la extracción de sangre, en ocasiones en cantidades abundantes.

Hahnemann, muy crítico con esta manera de curar, abandonó la práctica médica, pero siguió leyendo e investigando, e incluso haciendo diversas pruebas a las que, entre otras personas, él mismo se sometió, hasta que llegó a la formulación de tres leyes que propician la curación. Dos de ellas las planteó cuando comenzó a practicar esta nueva forma de medicina, y la última cuando ya llevaba dos decenios haciéndolo.

La primera, o «Ley de los similares», se traduce en que lo semejante cura lo semejante, es decir, que la misma sustancia que produce determinados síntomas de enfermedad puede curarla.

La segunda ley, conocida como «de los infinitesimales», sostiene que un medicamento tiene más poder curativo cuanto más diluido está.

Ambas leyes combinadas se utilizan para preparar los remedios homeopáticos.

La última de las tres leyes del facultativo alemán mencionado se denomina «Ley de la enfermedad crónica», y afirma que si cierta dolencia es persistente y resiste el tratamiento se trata de uno o más males que padecen muchos individuos y que se han introducido profundamente en el organismo, debido a tratamientos de la medicina convencional o alopática. El término alopatía, que también fue creado por Hahnemann, significa lo contrario que homeopatía; es decir, diferente a la enfermedad.

De acuerdo la segunda ley de Hahnemann, para elaborar remedios homeopáticos hay que tener en cuenta que, a mayor dilución de la sustancia terapéutica, mayor será su efecto beneficioso. De modo que es muy importante vigilar su concentración.

A través de varios pasos, en los cuales se diluye una sustancia mineral o vegetal, se obtienen remedios homeopáticos de alta o baja potencia. Los de más alta potencia son aquellos en que la sustancia base está más diluida.

Muchos hidroterapeutas acostumbran a utilizar, después de la primera fase de hidroterapia, cuando se produce un agravamiento en algunos casos, pero el organismo ya se encuentra limpio de sustancias tóxicas, remedios homeopáticos de alta potencia, de acuerdo con el trastorno que padece el paciente sometido al tratamiento.

Terapia de biorresonancia

La biorresonancia es una terapia relativamente reciente, que surgió en la segunda mitad de la década de 1970 como método de diagnóstico y tratamiento.

Se basa en el principio de que cada enfermedad es el resultado de un desequilibrio biofísico energético y que, al restablecerse el equilibrio, la dolencia desaparece. Al igual que otras terapias de las denominadas *alternativas* (a la medicina convencional), trabaja de acuerdo con un punto de vista holístico.

Según las tesis de esta terapia, la materia viva emite corrientes eléctricas y tiene ondas electromagnéticas propias y singulares. A través de unos aparatos creados para registrarlas, puede detectarse y diagnosticarse enfermedades de cualquier tipo.

En cuanto a la capacidad y al método para curar, propios de estas máquinas, las señales eléctricas del organismo captadas por ellas, se reequilibran y se devuelven ya normalizadas al mismo, consiguiéndose la cura.

Aunque por los buenos resultados que se obtienen con la hidroterapia del colon casi nunca es preciso utilizar la biorresonancia, puede incluirse después de concluido el tratamiento con agua para limpiar el colon, sobre todo en casos de alergias alimentarias y trastornos de piel, tales como eccemas, acné o psoriasis.

Sin embargo, hay que tener en cuenta que no suele dar resultado si se trata a adultos con este método, sin hacer previamente una irrigación de colon. En cambio, es suficiente en el caso de los niños afectados por problemas de piel o asma, ya que, a su edad, no hay depósitos fecales en el intestino, ni por lo general, enfermedades digestivas.

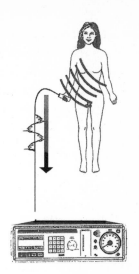

Quiropraxia

La medicina biológica u holística engloba una serie de técnicas de prevención, diagnóstico y tratamiento de diversos males físicos o psíquicos, a través del refuerzo de la capacidad natural de autocuración que todos tenemos.

De modo que la persona afectada se trata de forma integral y no sólo en aquella parte u órgano de su cuerpo en los que se manifiesta la dolencia, al mismo tiempo que se activa su sistema inmunológico para propiciar una cura natural.

La quiropraxia es una técnica que consiste en la manipulación de los órganos para realizar un ajuste en las articulaciones de la columna vertebral.

Resulta eficaz para desbloquear prácticamente todas las articulaciones para que vuelvan a recuperar su mejor forma, ya sea porque se ha producido un problema a raíz de un accidente, fractura o algo similar, o cuando el problema se debe a sobrecarga en las cervicales, caderas y otros puntos.

En ciertos casos, acabada la hidroterapia del colon, se recomienda la práctica de una o dos sesiones de quiropraxia, para asegurar la correcta flexibilidad de los ligamentos, articulaciones y vértebras.

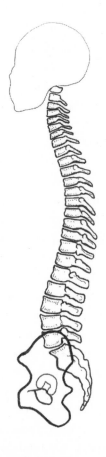

Esquema de la columna vertebral.

Psicoterapia

Se trata de la comunicación entre el terapeuta, capaz de valorar cambios y generarlos, y un paciente que consulta con el objetivo de sentirse mejor en su vida personal, profesional y, sobre todo, en lo que atañe a su esfera afectiva y emocional.

La psicoterapia incluye diversas corrientes y bases teóricas que se distinguen en cómo se establece el contexto de relación entre terapeuta y paciente y la forma de diálogo que mantienen.

No obstante, en todos los casos, la relación es personal y está destinada a propiciar cambios de actitud o modificación de ciertas pautas de vida, siempre y cuando éstos sean necesarios para generar bienestar.

Puesto que la hidroterapia es parte de la medicina natural y ésta ve a cada persona como una unidad de cuerpo, mente y espíritu, que propicia el tratamiento de las causas y no sólo de los síntomas de la enfermedad, si se considera el origen psíquico de una dolencia, es conveniente combinarla con la psicoterapia.

Está absolutamente comprobado que determinados estados traumáticos aumentan la tendencia a sufrir trastornos físicos o contribuyen a agravar los mismos cuando ya existen síntomas.

En los problemas de la piel es frecuente el origen emocional; además, son la muestra del incorrecto funcionamiento intestinal, generado por estrés, nerviosismo o ansiedad, a su vez causados por la pérdida de seres queridos, rupturas de relaciones, pérdida de trabajo, etcétera.

Durante el tratamiento hidroterapéutico se genera un vínculo de gran intimidad entre terapeuta y paciente; con el fin de aportar bienestar a este último, es obligación del especialista fomentar la confianza e incluso a animar a que se expresen los problemas de índole afectiva, sabiendo escuchar de la manera apropiada y ofrecer ayuda, si es posible. Esto potenciará que, al final del tratamiento, el paciente tenga mayor resistencia física, equilibrio psicológico y grandes dosis de energía.

Más terapias que colaboran al bienestar

Una terapia eficaz que alivia trastornos de la psique o problemas físicos cuyo origen es de índole emocional y que se utiliza en combinación con la hidroterapia de colon es la de las flores de Bach.

Al igual que otras terapias alternativas a la medicina convencional y, específicamente, dentro del grupo de las llamadas *vibracionales*, hallamos el sistema curativo floral del médico inglés Edward Bach.

El doctor Bach nació en una pequeña localidad próxima a Birmingham en 1886. Comenzó a estudiar medicina a los veinte años en la universidad de esta ciudad. Una vez diplomado, completó su formación en Cambridge, hasta graduarse en 1912. Fue médico del Hospital Universitario y, más tarde, cirujano del Hospital Temperante, a la vez que trabajaba en su consulta privada.

Observó que la medicina convencional y sus tratamientos no aliviaban los padecimientos de los enfermos, por lo que decidió investigar en busca de soluciones realmente curativas.

Al profundizar en sus investigaciones comprendió la importancia de las bacterias intestinales, cuya presencia era masiva en los enfermos crónicos.

Sus tratamientos con vacunas, pese a tener, en ocasiones, efectos adversos, constituyeron un punto decisivo para la medicina homeopática.

Edward Bach trabajaba con la premisa de que cada ser humano tiene una energía especial con la que «vibra» y que la misma frecuencia de vibración podía hallarse en la naturaleza: en los árboles y las plantas. Según su criterio, las especies vegetales también se componen de características positivas o negativas que, en los seres humanos, llamamos *emociones*. La base de su teoría era que, cuando los rasgos negativos predominan, el cuerpo enferma: la cólera, el miedo o la envidia generaban las más diversas dolencias.

Los remedios de Bach contienen flores, agua y luz solar y, al igual que en los homeopáticos, hay determinadas características beneficiosas que no es posible explicar, pero cuya acción curativa es verificable en la recuperación de las personas tratadas con ellas. Se trata de fenómenos que pertenecen al ámbito de las llamadas *energías sutiles*, que interactúan entre sí, para proporcionar alivio y cura.

El punto de partida es que la enfermedad se origina a partir de un desequilibrio emocional o psíquico y que hay que comenzar curando en profundidad el espíritu.

Cada persona es una unidad integrada y, si se conoce su singular carácter, así como las características de cada una de las flores que Bach identificó, es posible tratarla de manera eficaz y que sane.

Los remedios de Bach son treinta y ocho y están clasificados en siete grupos diferentes; se trata de una terapia no invasiva y no provoca efectos secundarios.

Además de poder ingerirse, las esencias de las flores de Bach también pueden incluirse en unas gotas en el agua del baño. Algunos hidroterapeutas las combinan durante sus tratamientos de limpieza del colon o las prescriben para la etapa posterior, una vez finalizados los mismos.

Otras terapias que se combinan con la irrigación del colon son la autohemoterapia, las terapias paliativas del dolor y varias de otro tipo, todas ellas naturales.

La asociación entre hidroterapia del colon y una o varias terapias naturales es, sin duda, de gran importancia para obtener la curación, pero lo más importante es la colaboración y confianza entre paciente y terapeuta, para que ésta tenga la máxima eficacia en el período más breve de tiempo.

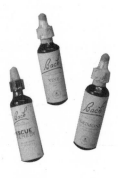

Flores de Bach.

Diez puntos para destacar

- La hidroterapia del colon es tan beneficiosa para la salud que con ella se pueden tratar muchas de las enfermedades en las que la medicina tradicional fracasa habitualmente.

- Las personas que sufren ansiedad, estrés o fobias durante muchos años vuelven a sentirse equilibradas psíquicamente y su carácter es más sereno.

- El ambiente en que se desarrolla una sesión de hidroterapia incita a la relajación, gracias a una música suave y la temperatura adecuada, ligeramente superior a la habitual, ya que puede sentirse frío.

- A la sesión debe acudirse con un estado de ánimo positivo y relajado, y durante el tiempo que dure la terapia es bueno comer varias manzanas diariamente, ya que ayuda a su eficacia, porque al ingerir esta fruta se activa la función intestinal.

- Si el paciente así lo desea, podrá ver, a través de un cristal que tiene el aparato con el que se realiza la hidroterapia, los desechos y materias fecales oscuras que van saliendo de su cuerpo.

- Muchos hidroterapeutas acostumbran a utilizar después de la primera fase de hidroterapia, cuando el organismo ya está limpio de toxinas, remedios homeopáticos de alta potencia, de acuerdo con el trastorno que padece el paciente sometido al tratamiento.

- Una vez acabada la hidroterapia, puede utilizarse biorresonancia para tratar alergias alimentarias y trastornos de piel, tales como eccemas, acné o psoriasis. En niños incluso es útil sin necesidad de hidroterapia para curar esas enfermedades y también el asma.

- En ciertos casos, después de la irrigación del colon, se practican una o dos sesiones de quiropraxia para asegurar la correcta flexibilidad de los ligamentos, articulaciones y vértebras.

- Otras terapias eficaces que frecuentemente se combinan con la hidroterapia son la psicoterapia o la terapia de las flores de Bach, entre otras.

- Lo más importante de este tratamiento, ya sea solo o combinado con otras terapias naturales, es la colaboración y la confianza entre paciente y terapeuta para que se consiga la máxima eficacia y las dolencias desaparezcan en un breve espacio de tiempo.

Capítulo 8:

EL COLON Y SUS ZONAS REFLEJAS

Al igual que en las plantas de los pies, en las manos y en las orejas, el intestino grueso también tiene zonas reflejas que se corresponden con diversos órganos del cuerpo.

De manera que, a medida que se va limpiando el colon en las sucesivas sesiones de hidroterapia y dichas zonas quedan libres de residuos, las funciones de los órganos a las que corresponden se ven estimuladas y mejora su irrigación sanguínea; por tanto, en el caso de estar afectados por algún trastorno o enfermedad, se nota alivio o curación.

Al limpiar con agua el intestino se purifica el sistema inmunológico, lo que significa que las barreras de defensa del organismo se potencian y pueden combatir mejor los ataques de virus y bacterias, sin contraer enfermedades. De igual modo se reducen, poco a poco, las intolerancias y las alergias –tanto a los alimentos como a otras sustancias con las que habitualmente se tiene contacto– y que están en el medio ambiente que habitamos.

El aspecto exterior

Según sea el caso, tras concluir las sesiones de hidroterapia necesarias que han servido no sólo como limpieza, sino también como masaje de la zona refleja correspondiente al sistema cutáneo, se observan notables mejoras en uñas, piel y cabello.

Desaparecen las alergias de todo tipo, así como la hipersensibilidad al sol que tienen muchas personas y que les causa quemaduras, y las arrugas disminuyen notablemente; también desaparecen las manchas, los granos y la decoloración de ciertas partes de la piel del rostro.

Aquellos que notaban que se les caía cada vez más el cabello comprueban que este proceso se detiene y el pelo crece con fuerza y más rápido, y se fortalece cada vez más. Incluso algunas personas con calvicie, después de mucho tiempo, ven que su cabello vuelve a crecer en ciertas zonas.

A menudo, quienes tienen un mal funcionamiento intestinal o dolencias del colon suelen sufrir migrañas, tienen problemas de rigidez en la nuca o la garganta, e incluso trastornos en la vista o irritaciones y sequedad en los ojos. En este último caso, concretamente, la zona refleja del colon que se corresponde con los ojos, se nota dolorida o sobrecargada.

El punto reflejo de la cabeza se sitúa en el intestino ciego; cuando éste se recorre con la irrigación de agua y masaje externo, todo este malestar desaparece.

La higiene de estas zonas se lleva a cabo con lavados o irrigación y, automáticamente se produce una mejora tan significativa, por ejemplo, en la visión, que algunas personas que usan gafas habitualmente pueden prescindir de ellas o necesitan una graduación bastante inferior.

Otra sorprendente mejoría o desaparición de trastornos se experimentan en los oídos, al limpiarse su zona refleja en el intestino: personas que han sufrido inflamaciones o infecciones crónicas no vuelven a padecerlas después de un tratamiento de irrigación de colon.

La espalda

Prácticamente no hay nadie entre la población que habita en ciudades, y cuya rutina profesional es la común en este entorno, que no se queje de dolores musculares en la zona de la espalda, ya sean molestias cervicales, dorsales o lumbares.

Estos problemas suelen tratarse con diversas técnicas de masaje que, en el mejor de los casos, sirven para paliar el dolor o relajar la musculatura. En otros, desafortunadamente, se recurre a analgésicos o antiinflamatorios de los que literalmente puede afirmarse que «es peor el remedio que la enfermedad».

Sin embargo, está comprobado que un intestino muy deteriorado, con residuos fermentados y putrefactos, que producen gases, es el responsable de la rigidez de los músculos de la espalda y los hombros.

Por este endurecimiento o rigidez aparecen las molestias que afectan al nervio ciático y los dolores intensos en la cintura que, muchas veces, se extienden a lo largo de una pierna; también son habituales las hernias discales, así como los intensos dolores de cabeza o los crujidos de huesos al hacer determinados movimientos. Hay quienes también advierten limitación para rotar el cuello o pérdida de sensibilidad en los dedos de las manos.

Los diversos tratamientos de masajes o electroterapia constituyen un paliativo puntual, pero no resuelven definitivamente estos problemas; sólo es posible solucionarlos de raíz con la limpieza intestinal, ya que se producen por un constante flujo de ácidos generados por los residuos tóxicos que albergan los intestinos. Cuando éstos se purifican, los músculos de la espalda recuperan su elasticidad, las vértebras vuelven a situarse correctamente y los trastornos derivados de la rigidez, así como el dolor, se erradican.

Los tres escuderos

El timo, el bazo y el apéndice son un trío de órganos fundamentales para el correcto funcionamiento de nuestro sistema inmunológico.

El timo es un órgano del sistema linfático, es decir, del sistema de vasos que discurre en paralelo a la circulación de la sangre, cuyo origen se encuentra en unos espacios de tejido del organismo llamados *capilares linfáticos.*

Entre otras funciones, se encarga de eliminar las toxinas y es uno de los centros de control más importantes de nuestro sistema inmunitario.

De modo que el timo ejerce una acción decisiva en la respuesta de defensa que tenemos ante los ataques de virus y bacterias nocivas. También puede considerarse una glándula, porque segrega hormonas y otras sustancias.

El bazo es un órgano situado en la zona superior izquierda de la cavidad abdominal. Está en contacto con el páncreas, el diafragma y el riñón izquierdo. Su función principal es la destrucción de células sanguíneas rojas envejecidas, producir otras nuevas y mantener una reserva de sangre. También forma parte del sistema linfático y es el centro de actividad del sistema inmune.

Además de una serie diversa de acciones, ejerce una muy importante de tipo inmunitario, ya que en el bazo se generan anticuerpos y tiene la capacidad de destruir bacterias, al fagocitarlas.

De manera que su acción es crucial tanto para el sistema inmunológico como para el sistema circulatorio humano.

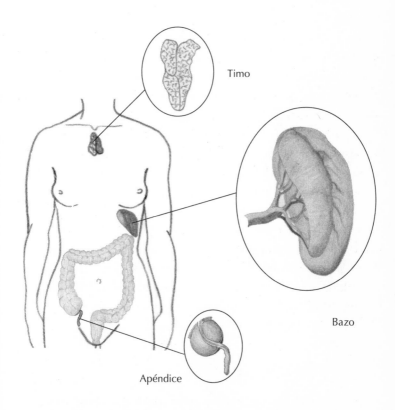

Timo

Bazo

Apéndice

Situación del bazo, el timo y el apéndice en el cuerpo.

En cuanto al apéndice, ya lo hemos mencionado varias veces a lo largo de este trabajo, por su importancia en el sistema inmunológico.

Estos órganos, junto con una serie de ganglios linfáticos y el sistema inmunológico humoral del intestino grueso, son un verdadero escudo que protege al organismo contra los intrusos nocivos que penetran en el mismo a través de la boca, los bronquios, la piel y el propio intestino.

Cuando el colon está libre de impurezas y, en este medio se multiplican las bacterias amigas de la flora intestinal, el sistema inmunológico está en su mejor forma y rechaza los ataques impidiendo la enfermedad.

Volviendo al bazo, sobre el mismo puede existir una presión del colon ascendente cuando éste acumula residuos o se inflama, lo que puede ocasionar problemas de riego sanguíneo entre este órgano y el corazón.

Dicha disfunción se observa claramente cuando el terapeuta realiza un diagnóstico iridológico, porque aparece una línea transversal de color blanco en el iris y, en casos más graves, esa línea es de color rojo.

Esto se trata con medicamentos naturales específicos, al mismo tiempo que se realiza la hidroterapia del colon.

Otros trastornos que puede generar el bazo, si no está en la plenitud de sus funciones, al igual que si ha sido extirpado, son de tipo hormonal y afectan al aparato genital masculino y femenino.

El sistema respiratorio

Cuando el colon está repleto de residuos que se van descomponiendo, el proceso de putrefacción genera gases, como ya hemos visto, que provocan todo tipo de incidencias, entre otras, van elevando el diafragma. Esto afecta a los bronquios y a los pulmones y se producen sensaciones de inquietud y desasosiego en el pecho, y muchas personas pueden llegar incluso a sentir una opresión angustiante.

Después de un tratamiento de hidroterapia del colon, el diafragma va descendiendo, aunque lo hace lentamente y, a largo plazo, vuelve a situarse correctamente. Mientras tanto, y junto con las sesiones de limpieza del colon, podemos contar con el alivio que brindan unos sencillos remedios naturales: semillas de comino, eneldo o hinojo en infusión o decocción, que alivian el malestar por su poder carminativo; asimismo, hay remedios homeopáticos que también alivian la aerofagia y flatulencia.

La tiroides

Se llama así a una glándula que se encuentra debajo de la «nuez de Adán» y encima de la tráquea. Su nombre procede de la palabra griega *thyreoeides*, que significa «escudo». Su función es regular el metabolismo, además de producir proteínas y adaptar la sensibilidad del organismo a otras hormonas.

Se trata de un órgano muy sensible, porque si su funcionamiento es deficiente las personas afectadas tienen un ritmo lento, se sienten cansadas y su energía es muy escasa; de modo que todos los procesos orgánicos se ralentizan, incluida la digestión, y es preciso que tomen yodo para activarlos.

Si, por el contrario, la glándula funciona a un ritmo más acelerado que el normal, los pacientes están muy delgados, pueden sentir que tienen hambre constantemente, están muy inquietos y suelen tener diarreas. Este ritmo tan intenso provoca que cada vez tengan menor resistencia, tanto física como psíquica.

Cuando se limpian las zonas reflejas de esta glándula en el colon a través de la hidroterapia, la tiroides recupera su funcionamiento normal.

Asimismo, las personas con desórdenes en la tiroides, a menudo tienen quistes, pólipos o adenomas que afectan a diversas zonas, entre ellas la próstata o el útero.

Después del tratamiento de irrigación del colon, éstos desaparecen o su tamaño disminuye sensiblemente.

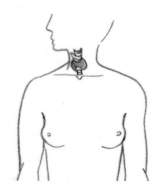

Situación de la tiroides en el cuerpo.

Estómago, cardias y píloro

En el apartado en que se describieron detalladamente todos los elementos y órganos correspondientes al tracto digestivo, se explicaron, asimismo, las funciones que el estómago y las dos válvulas, llamadas respectivamente *cardias* y *píloro,* desarrollaban durante la digestión.

Muchas personas, sobre todo a medida que se hacen mayores, sufren el trastorno llamado *reflujo gástrico*. Éste consiste en que, durante el proceso digestivo, el quimo y los jugos que lo están procesando vuelven o se regurgitan hacia el estómago, es decir, van en sentido contrario al que deben ir, porque ascienden en el tubo digestivo, en lugar de seguir su tránsito intestinal descendente. A la larga, esto origina gastritis o inflamación de la mucosa gástrica, que se ve agravada al combinarse con trastornos ya mencionados, como la aerofagia y la flatulencia.

La mucosa inflamada es un medio propicio para ciertas bacterias y, además, en este estado se incrementan las reacciones alérgicas a ciertos alimentos y el estómago reacciona con reflujo y vómitos.

Al verse alteradas estas funciones, las respectivas válvulas que impiden el paso ascendente tanto del estómago hacia el esófago –cardias– como el píloro, que debe cerrar el paso entre el duodeno y el estómago, no cumplen su función.

Todo ello vuelve a la normalidad tras una buena limpieza de colon sin necesidad de tomar antiácidos y otros medicamentos que, por lo general, sólo alivian los síntomas, pero de los que es preciso depender a veces durante toda la vida, ya que su acción es puntual y debe renovarse, cada día.

Hígado, vesícula y páncreas

La limpieza de las zonas reflejas de estos tres órganos hace que su tonicidad mejore y se recupere su correcto funcionamiento, deteriorado muchas veces por la sobrecarga de toxinas.

El hígado es una glándula, además de un órgano, que desempeña importantes funciones, entre ellas la síntesis de proteínas, una acción desintoxicante de la sangre al transformar las sustancias dañinas en inocuas; también se encarga de la producción de bilis que segrega hacia la vía biliar y que más tarde, en el duodeno, interviene en la digestión de alimentos, la metabolización del colesterol y los triglicéridos, así como de los carbohidratos. Además, al inicio del embarazo, es fundamental su acción, porque el hígado produce los glóbulos rojos del feto; en suma: todas sus funciones son vitales para la salud del organismo.

Pero, también es interesante mencionar que hace ya cuatro milenios que la medicina tradicional china daba por sentado que los daños en esta víscera producían estados depresivos. En muchos casos, la inadecuada función hepática se debe a la debilidad de su zona refleja en el colon, y la sobrecarga es fruto de varios kilos de residuos putrefactos que las personas, sobre todo de avanzada edad y con problemas intestinales, acarrean en el intestino grueso, aunque a veces las toxinas tienen su origen en infecciones o en un medio ambiente contaminado.

Por debajo del hígado se encuentra la vesícula biliar, que está en contacto con el intestino delgado exactamente a la altura del duodeno a través de la vía biliar. En este conducto se acumula la bilis que procede del hígado y que la vesícula vierte al duodeno.

La bilis se excreta cuando comemos, sobre todo carne o alimentos que contienen grasas, ya que la función de este líquido de color entre verdoso y pardo es emulsionarlas para que se digieran y absorban correctamente y no se originen putrefacciones.

Si la vesícula no está suficientemente estimulada, se pueden producir trastornos digestivos de diversa importancia; si se obstruye la vía biliar por la aparición de piedras o cálculos, un trastorno muy común que se produce porque los líquidos biliares tienen demasiada acidez y son muy espesos, se generan inflamaciones, lo que no siempre puede resolverse con medicamentos, sino que lleva a muchos pacientes al quirófano.

También en este caso mantener el intestino libre de toxinas genera un efecto positivo en las funciones digestivas que dependen de la vesícula biliar y su correcto funcionamiento.

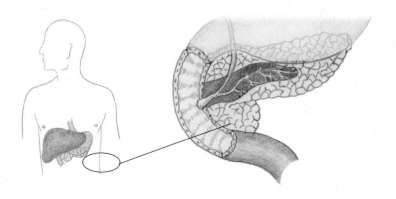

Situación del páncreas en el cuerpo.

El páncreas tiene dos labores importantes y diferenciadas la una de la otra. Por una parte, la glándula pancreática es excretora, es decir, produce enzimas que contiene el jugo pancreático, que se vierte al duodeno a través de dos conductos. De esa forma, interviene en la labor digestiva del quimo que ejerce el intestino delgado. Por otra parte, es endocrina porque produce y segrega hormonas. Un tipo de células pancreáticas elabora glucagón y otro tipo produce insulina, uno de los más importantes productos que segrega el páncreas. La insulina hace que penetre glucosa en las células: las personas que tienen carencia de esta hormona padecen diabetes. El glucagón, por el contrario, tiene una función opuesta a la insulina.

Entre ambas sustancias se regulan los niveles de azúcar en sangre. La limpieza del colon a través de la hidroterapia evita el descenso y ascenso descontrolado del azúcar en sangre por producción deficiente de insulina.

El intestino delgado

La zona refleja del intestino grueso que corresponde a este órgano del tracto digestivo se sitúa en el colon descendente. Es allí donde suele aparecer más de la mitad de las inflamaciones de la membrana mucosa que originan las colitis.

Los problemas en los intestinos grueso y delgado son responsables también, en muchos casos, de las hernias inguinales.

El tratamiento para las hernias suele ser la cirugía; sin embargo, si no se resuelve la causa que las ha generado, suelen ser recurrentes.

El aparato genital y la debilidad inmunológica

Los órganos sexuales tienen su zona refleja en el colon sigmoide, que es también el lugar donde se origina la mayor parte de los cánceres intestinales, cuyo incremento se sitúa cada año entre un 10 y un 15 % del total de esta patología. Al mismo tiempo que esta grave enfermedad, también aumentan las patologías que afectan a los órganos sexuales:

miomas y pólipos en la próstata o los testículos y, en el caso de las mujeres, tumoraciones en útero y ovarios.

Cuando el intestino está enfermo, envía un intenso caudal de toxinas hacia el resto del organismo, generando una debilidad cada vez mayor en el sistema inmunológico, lo que da lugar a todo tipo de trastornos. Si se produce una insuficiencia de nuestro sistema defensivo, se incrementa la posibilidad de que suframos una irritación del colon y, por tanto, el paso continuado hacia la sangre y el conjunto orgánico, de partículas alimenticias que no han sido debidamente procesadas durante la digestión; también puede aumentar la predisposición a sufrir cánceres de diverso tipo.

En resumen

La hidroterapia del colon consigue liberar a las paredes intestinales de residuos endurecidos que han podido estar fuertemente adheridos a ellas durante varios decenios; ése es el caldo de cultivo de las bacterias de putrefacción que hacen que las personas enfermen incluso de manera crónica. Asimismo, en ese medio insalubre se desarrollan hongos que son imposibles de eliminar con medicamentos.

Constantemente, varios litros de líquidos contaminados pasan desde los intestinos hacia el resto del cuerpo y van dañando el hígado, las células, la sangre y la linfa. Todo ello conduce a trastornos cada vez mayores que pueden afectar al sistema nervioso y cardiovascular en grado extremo.

Sin duda, no es posible atribuir a problemas intestinales todos los trastornos de salud que pueden padecerse. No obstante, gran parte de ellos se originan en el intestino enfermo y son muchos los problemas del organismo que se resuelven o mejoran en cierto grado, tanto si son dolencias crónicas o agudas, al limpiar y sanear el colon a través de su irrigación.

Esto es de fundamental importancia no sólo para la mejora de la calidad de vida de las personas afectadas, sino que también tiene un importante impacto socio-económico.

Las personas enfermas no pueden afrontar debidamente y con eficacia sus labores y muchos de los trastornos, incluso mínimos, como una diarrea puntual, generan absentismo o descuidos en las tareas de las que somos responsables.

Según la óptica de las medicinas tradicionales india y china, la vida y la muerte de un individuo dependen del estado de sus intestinos.

Diez puntos para destacar

- Al igual que en las plantas de los pies, en las manos y en las orejas, el intestino grueso también tiene zonas reflejas que se corresponden con diversos órganos. Al limpiar el colon, mejoran sus funciones.

- Después de un tratamiento de hidroterapia, al masajear la zona refleja del colon correspondiente al sistema cutáneo, se observa una notable mejoría en uñas, piel y cabello.

- Las inflamaciones crónicas de oído no vuelven a producirse cuando se limpia la zona refleja del mismo, situada en el intestino grueso.

- Está comprobado que un intestino muy deteriorado, con residuos fermentados y putrefactos que producen gases, es el responsable directo del endurecimiento de los músculos de la espalda y los hombros.

- El timo, el bazo y el apéndice son un trío de órganos fundamentales para nuestro sistema inmunológico: son tres «escuderos» que nos defienden de la enfermedad.

- La irrigación del colon es la única terapia eficaz para el reflujo gástrico que irrita las mucosas estomacales y permite eliminar la dependencia de antiácidos y otros medicamentos, que deben tomarse de por vida.

- La zona refleja del intestino delgado está en el colon descendente. Allí aparece más de la mitad de las inflamaciones de la membrana mucosa que originan las colitis.

- También los órganos sexuales tienen su zona refleja en el colon, en su caso en el sigmoide que, si no está limpio, provoca la proliferación de miomas y pólipos en la próstata o los testículos y, en el caso de las mujeres, tumoraciones en útero y ovarios.

- Asimismo, en el colon sigmoide también se origina la mayor parte de los cánceres intestinales, cuyo índice de incremento es cada año entre un 10 y un 15 %.

- No todas las enfermedades son atribuibles a problemas intestinales, pero sí gran parte de ellas; muchos trastornos agudos o crónicos se resuelven o mejoran si se limpia y sanea el colon a través de su irrigación.

Capítulo 9:

FORMA DE VIDA, SALUD Y COLON

En las últimas décadas, sobre todo en los entornos urbanos occidentales, el estilo tradicional de vida ha cambiado drásticamente. Eso ha incidido en todos los aspectos: en los modos de alimentación; en los niveles de actividad o sedentarismo; en la salud medioambiental y en otros factores, lo que ha afectado de manera importante al modo de vida individual y también a la sociedad en general.

La capacidad para asimilar cambios tan profundos como los mencionados indudablemente no es la misma para cada persona; hay quienes se adaptan mejor y son capaces de salvaguardar y mantener un equilibrio psíquico y físico, cuidando de hábitos que contribuyen a una buena salud y, a la vez, enfrentarse a los retos que proponen los nuevos tiempos, compaginando obligaciones y calidad de vida, en la medida de lo posible.

Pero en su gran mayoría, las personas advertimos cómo esa calidad va mermando paulatinamente cuando nos vemos sometidos a horarios, ritmos laborales y obligaciones del entorno que nos llevan a descuidar la alimentación y nos imponen una vida en la que prima el sedentarismo, y las presiones nos someten a un estrés constante, lo cual es negativo para nuestra salud en su conjunto y nuestra salud intestinal en particular.

Por esa razón, entre otras, para que nuestros procesos digestivos se desarrollen con normalidad, hay que mantener el organismo libre de toxinas y, por tanto, un colon saludable. Así hoy se trata de una necesidad mayor que nunca.

Según algunos especialistas, en Occidente prácticamente nadie está exento de sufrir algún problema digestivo, y resulta extremadamente difícil encontrar un colon totalmente sano.

Esto es absolutamente lógico, ya que se trata de un órgano encargado de la eliminación de los residuos que intoxican al organismo, y si la evacuación de los mismos no es correcta y completa, ciertas materias permanecen adheridas a las paredes del intestino. Incluso cuando no se manifiestan trastornos, en el mejor de los casos, por la morfología del colon, que tiene pliegues y recodos, suelen quedan residuos mal digeridos que se van secando y que terminan por contaminar al órgano e irritar su sensible mucosa, lo que hace que aparezcan procesos inflamatorios tales como las colitis, además de infectarse otros sistemas por toxicidad.

Si a esto sumamos que en la dieta de la gran mayoría de personas abundan los productos de origen animal, refinados y carentes de la cantidad de fibra que se necesita para un buen tránsito intestinal, está claro que tarde o temprano aparecerá el malestar o la enfermedad.

Una mención aparte la merece el agua: bebemos muy poca y eso también entorpece la correcta digestión y la posterior eliminación de residuos. Asimismo, hacemos menos ejercicio que nunca y, por si todo esto fuera poco, nos movemos en un medio ambiente cada vez más contaminado, lo que también influye en las materias nocivas que penetran en nuestro organismo al respirar.

En busca del equilibrio

La gran mayoría de trastornos digestivos que las personas padecen, y que ya se han descrito detalladamente antes, tan comunes como la flatulencia o el estreñimiento, generalmente conducen a que nos acostumbremos a convivir con ellos sin prestarles la debida atención, a que intentemos automedicarnos para resolverlos o, cuando resultan insoportables, según las estadísticas, son el motivo por el que más gente acude a las consultas de los facultativos especializados en el sistema digestivo.

Ellos, en lugar de estudiar cada caso de manera particular, y considerar al individuo como una totalidad física, psíquica y emocional, e inquirir acerca de sus hábitos alimenticios, su forma de vida y su estado psicológico, automáticamente recetan ciertos medicamentos que sólo sirven para enmascarar los síntomas, mientras el proceso continúa y puede desembocar en dolencias verdaderamente graves el día de mañana.

La inmensa mayoría de los trastornos leves podría desaparecer si se introdujera una dieta equilibrada, verdaderamente nutritiva, y se ingirieran los alimentos de manera correcta y aumentase la actividad física, así como si se incorporaran a nuestra vida ciertos hábitos generales de higiene muy sencillos.

Diversos estudios han señalado que una alimentación basada en grandes cantidades de harinas y azúcares refinados, alimentos vacíos o que casi no contienen nutrientes, el abuso en la ingesta de productos de origen animal, la introducción de comidas preparadas o productos industriales en la dieta diaria, así como desplazarnos constantemente en automóvil en lugar de andar y carecer de media hora diaria para hacer una sencilla tabla de ejercicios abdominales –que actúan como una especie de masaje para el colon–, ensucian este órgano, lo que a la larga desemboca en su saturación.

Un tránsito intestinal sano y correcto para mantener el colon limpio no es un proceso automático que se consiga por medio de laxantes. La acción de estos productos es antinatural; la evacuación se produce por reacción, ya que irritan y generan otros problemas, además de crear costumbre en el organismo que, poco a poco, comienza a hacerse perezoso y a abandonar u «olvidar» cómo debe funcionar.

Pero una inadecuada función intestinal no se queda sólo en eso. Las toxinas y la putrefacción de residuos no evacuados correctamente por falta de agua o de fibra en la dieta generan suciedad y daño en todo el organismo, ya que dichas sustancias son enviadas a todas las zonas del mismo, a través del torrente sanguíneo.

Un gran número de personas sufre inflamaciones o infecciones de los órganos del aparato genital, ya sea próstata o los ovarios, así como problemas circulatorios o cardíacos; sin embargo, en muchos casos, el origen de sus trastornos es que tienen el colon saturado por una mala digestión de los alimentos y, por tanto, su eliminación de toxinas es deficiente.

Esto supone el inicio de un círculo vicioso: el malestar físico lleva a un malestar psicológico y comienzan a aparecer problemas tales como irritación, nerviosismo, insomnio y otros similares, que deterioran en gran medida la capacidad de respuesta a las obligaciones diarias e incluso a la imposibilidad de disfrutar de los momentos de descanso.

En cuestiones de índole más grave, los problemas de digestión y de falta de higiene del colon no sólo están asociados de manera directa con importantes enfermedades del aparato digestivo, la máxima de las cuales es el cáncer colorrectal, sino que también se ha verificado que tumores que afectan a órganos de otros sistemas se producen con mayor frecuencia en personas que durante años han padecido estreñimiento o tienen malos hábitos de alimentación.

En las antiguas medicinas orientales –la egipcia, la china o la india– se prestaba gran atención al aparato digestivo, al considerar esta zona del organismo como fuente de vida y salud, criterio que hoy también es básico para las terapias naturales y alternativas que lo expresan de manera directa y contundente: la vejez comienza en el colon.

Un colon saturado e intoxicado se expresa, además de en las enfermedades directa o indirectamente relacionadas con él y que ya han sido mencionadas, en forma de problemas dermatológicos: manchas en la piel, arrugas, ojeras, etcétera; asimismo, las bacterias dañinas producen estrógenos en cantidad innecesaria, lo que genera problemas hormonales que afectan al ciclo menstrual en las mujeres, y que provocan, entre otros, el desagradable y doloroso síndrome premenstrual o jaquecas; prostatitis en el caso de los hombres; problemas circulatorios, como tensión arterial alta o descompensación de la misma, e incluso obesidad o peso insuficiente.

Cómo recuperar la salud del colon

Una vez más hay que decirlo claramente: los intestinos son los responsables de mantener nuestro organismo libre de toxinas. Otro órgano que, como ya se ha explicado, colabora en la digestión es el hígado, encargado de neutralizar, además de otras funciones, muchas sustancias nocivas, transformando su composición por medio de la acción de la bilis y enviándolas luego al intestino ya purificadas.

A través del torrente sanguíneo, los residuos se transportan a los riñones, que también se ocupan de eliminar y excretar materias tóxicas a través de la orina, las cuales también se eliminan a través de la piel cuando sudamos o por vía pulmonar cuando exhalamos aire.

Sin embargo, pese a la tarea conjunta de todos estos sistemas orgánicos, el responsable fundamental de la eliminación es el colon. Y su función no sólo determina su salud o la del aparato digestivo, sino que si no trabaja correctamente, otros órganos encargados de la eliminación de desechos verán entorpecida o bloqueada su tarea con la consecuente aparición de todo tipo de enfermedades.

Lo primero es la dieta

Si nos alimentamos correctamente, a la vez que recibimos los nutrientes necesarios para mantener un buen estado de salud, nos protegemos de la acción de bacterias y tóxicos que envenenan el organismo.

Por eso, una dieta saludable y una manera apropiada de consumir los alimentos es nuestra baza principal para mantenernos sanos, gozar de equilibrio psicológico y tener la energía necesaria para combatir la enfermedad, ayudando a que el organismo se reponga de cualquier ataque y permitiéndonos abordar todas las tareas necesarias con la eficacia y el rendimiento preciso, tanto en el aspecto físico como intelectual.

Cuando comemos en la cantidad adecuada y los alimentos de calidad que nuestro organismo requiere, éstos son digeridos, bien asimilados sus nutrientes y, además, los desechos, la celulosa y otros residuos imposibles de digerir se eliminan prácticamente en su totalidad después de su paso por el colon. Si la eliminación no se produce o no es completa, en breve comenzarán los problemas derivados del almacenamiento de materias fecales.

Pirámide de los alimentos básicos.

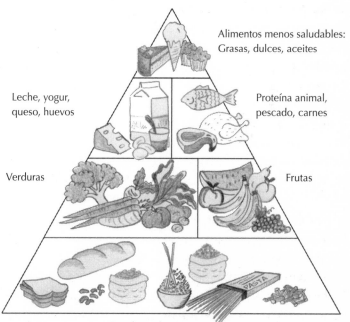

Alimentos menos saludables: Grasas, dulces, aceites

Leche, yogur, queso, huevos

Proteína animal, pescado, carnes

Verduras

Frutas

Pan, legumbres, arroz, pasta

Merece la pena que nos detengamos y volvamos a la afirmación anterior para examinar en su significado: «Los alimentos de calidad que nuestro organismo requiere». Independientemente de los gustos personales, hoy en día tenemos a nuestra disposición gran variedad de productos de alimentación, por lo que no todos debemos necesariamente comer lo mismo: hay diversos productos saludables y disponibles entre los cuales elegir, y, en estos casos, en que son numerosas las personas que han de reconducir o modificar sus pautas de alimentación para limpiar sus intestinos, lo cierto es que no a todo el mundo le gustan o le resultan favorables las mismas cosas.

Hasta alcanzar el equilibrio, es preciso diferenciar la ingestión que debe hacer una persona con problemas de estreñimiento y otra que padece con frecuencia episodios de diarrea, por citar sólo dos trastornos opuestos en su manifestación física, pero cuyo origen común es la mala digestión y la incorrecta alimentación.

Los «venenos»

Si no se padece ningún trastorno, o se tienen, pero son poco severos, pero se desea mejorar la salud y la calidad de vida, es preciso atender a determinados criterios con los que todos los especialistas están de acuerdo: ciertos hábitos al comer y determinados productos alimenticios ejercen una acción negativa sobre el colon, por lo que es imprescindible evitarlos.

Entre los que nos sientan mal, comenzamos por mencionar el azúcar blanco o refinado: es un producto sin vida, que altera el sistema inmunológico hasta llegar a paralizarlo, además de generar el caldo de cultivo para el aumento y multiplicación de una multitud de bacterias tóxicas que desequilibran la flora del tracto digestivo. En un colon sano debe haber una proporción de un 85 % de bacterias positivas –como los bífidus, por ejemplo– y sólo un 15 % de bacterias nocivas.

Otro producto dañino es la carne o sus derivados en forma de chacinas y embutidos: son alimentos que prácticamente carecen de fibra vegetal y las secreciones digestivas no siempre pueden procesarlos, de modo que sus residuos quedan almacenados, lo que da lugar a putrefacciones, con las consecuencias negativas ya mencionadas que éstas causan en el organismo.

Asimismo, las grasas saturadas que contiene la carne y otros productos de origen animal que, generalmente, se relacionan con problemas y enfermedades del aparato cardiovascular también son negativas para el sistema digestivo y, en especial, para el colon. La razón es que estimulan demasiado la secreción biliar, lo que aumenta la acidez del medio, que en esas condiciones no puede procesar correctamente los alimentos y, al igual que el azúcar, modifican negativamente el equilibrio de la flora intestinal, aumentando las bacterias dañinas y favoreciendo que las sales biliares se transformen en células cancerosas.

Por otra parte, los ácidos contenidos en la nata y la mantequilla debilitan las paredes del colon, que se hacen más permeables y se debilitan, dejando pasar las bacterias a la sangre y creando inflamaciones en zonas propicias, cuyas células también se van deteriorando. Estos productos alteran igualmente la flora intestinal por su riqueza en proteínas de origen animal.

Las personas celíacas no pueden tomar gluten, una proteína que, combinada con almidón, se encuentra en muchos cereales. Pero quienes no padecen este trastorno deben cuidar también la ingestión de gluten por la siguiente razón:

en el trigo crudo, así como en otros cereales tales como la avena o la cebada, entre otros, esta proteína se equilibra con vitamina E, pero al cocinarlos, dicha vitamina desaparece y, con ello, su acción positiva y neutralizante, de modo que el gluten se adhiere a las paredes de los intestinos. Las consecuencias de ello son: ritmo ralentizado del tránsito de los alimentos a través del tracto digestivo y residuos putrefactos, porque en lugar de permanecer uno o dos días en el colon, pueden depositarse allí más de una semana, impidiendo la absorción de las vitaminas pertenecientes al grupo B.

Por último, entre los productos que más perjuicio causan al colon debe mencionarse el alcohol, una bebida vacía de nutrientes, que según han probado numerosos estudios, no aporta nada a la salud en general y, en cambio, es un factor que puede provocar cáncer de colon: la cerveza, sobre todo, que, asimismo, es la responsable directa, junto a los refrescos gaseosos, de los molestos gases y flatulencias.

De más está decir que todos los alimentos industriales como los enlatados, los platos preparados o la bollería y otros similares contienen todas las sustancias mencionadas como nocivas, además de otras muchas que se incorporan como conservantes o se añaden para mejorar el sabor, que resultan especialmente dañinas y que están absolutamente contraindicadas en una dieta sana.

El organismo para funcionar correctamente necesita una cantidad moderada de grasas. Ya se ha advertido acerca de lo nocivas que son las grasas de origen animal, que están presentes en carnes, mantequilla, nata, crema, etcétera; es importante que este aporte proceda de aceites vegetales, de primera presión en frío. Éstos son ricos en ácidos poliinsaturados, que benefician al sistema cardiovascular y también favorecen una buena digestión.

Agua y alimentos «amigos»

Es imprescindible iniciar este apartado con lo que es fuente de toda vida: el agua. Es importantísimo beber, por lo menos, ocho vasos de agua al día, y de buena calidad. Parte de este líquido también puede tomarse en forma de infusiones preparadas con agua de confianza. Desgraciadamente, la del grifo en las ciudades no cumple con este requisito, por lo que se debe consumir agua de manantial embotellada y preferentemente de baja mineralización. La cantidad de agua es orientativa, ya que nuestras necesidades varían, según vivamos en climas fríos o cálidos, secos o húmedos y, sobre todo, es preciso responder bebiendo siempre que tengamos sed, pero hacerlo igualmente en una cantidad razonable aunque no la tengamos.

Debemos tener también en cuenta que, al ingerir la cantidad recomendada diariamente de vegetales, entre frutas y verduras, estaremos tomando gran parte de la cantidad de líquido que necesitamos; sin embargo, eso sólo no basta; es preciso completarla con agua, ya que ésta tiene, además, la función específica de arrastrar residuos, tanto sólidos como líquidos para su eliminación a través de la labor del colon y de los riñones.

Las materias fecales que no contienen agua suficiente son difíciles de eliminar y, al estar secas, tienen tendencia a adherirse y quedar depositadas en las paredes de los intestinos o a su paso por el recto, lo que puede causar lesiones.

Sin embargo, es muy importante no tomar nunca agua fría ni siquiera cuando hace mucho calor; las razones que motivan este consejo procedente de la medicina ayurvédica es que debilita el poder del *Agni*.

Asimismo, los expertos en esta disciplina curativa recomiendan beber agua caliente con unas gotas de limón y una pizca de jengibre en polvo antes de comer para mejorar la digestión; esto puede reemplazarse por un caldo vegetal. Para las personas con sobrepeso esta práctica es especialmente beneficiosa.

Fibra y tránsito intestinal

La fibra vegetal estimula la acción del colon. Esta materia está presente en las frutas, verduras y en los cereales integrales y, como no es posible asimilarla durante su paso por el tracto intestinal, va «barriendo» las paredes del intestino grueso, es decir, arrastra los alimentos y los empuja para que, una vez digeridos y aprovechados sus nutrientes, los residuos puedan ser eliminados.

Los expertos afirman que la fibra absorbe más de diez veces su volumen y, de esa forma, evita que las toxinas queden adheridas a la pared intestinal. Incluso ciertas fibras son capaces de absorber la grasa de otros productos que se hayan ingerido y evitar que sean asimilados por el organismo, con lo que se protegen otros sistemas, además del digestivo, como, por ejemplo, el cardiovascular. Por todo ello, es fundamental su ingestión para no padecer estreñimiento, ya que empuja al bolo fecal hasta que se elimina. Como resultado, los alimentos no permanecen más tiempo del debido en el intestino y no se producen putrefacciones y se impide la proliferación y la acción de bacterias nocivas.

Al mismo tiempo, la celulosa que contienen los productos vegetales crea un medio adecuado para el desarrollo de las bacterias beneficiosas de nuestra flora intestinal.

Desgraciadamente, en la dieta actual existe una pobreza notable de fibra: aproximadamente la cuarta parte de lo que se tomaba hace un par de generaciones, cincuenta años atrás. Los especialistas advierten de la relación directa que

hay entre este empobrecimiento y la aparición de enfermedades tales como los divertículos y el cáncer de colon.

Métodos y tipos de nutrición

La denominada alimentación viva, en contraposición con la
ingestión de productos elaborados industrialmente, los azúcares y harinas refinados, las carnes, los aditivos, etcétera,
propone ingerir alimentos que cumplan con los siguientes
criterios básicos: grado de vitalidad, facilidad de digestión y
bajo efecto tóxico para el organismo.

Los llamados *alimentos biogénicos* son, como su nombre
indica, los que generan vida; entre ellos están las semillas
germinadas y los brotes tiernos.

El grupo de los bioactivos está compuesto por las verduras y frutas crudas o los cereales integrales y son los opuestos a los biostáticos que, en lugar de activar la vitalidad, la
disminuyen; esto, asimismo, sucede cuando estos productos
se cuecen.

Los productos biogénicos y bioactivos deberían estar presentes en nuestra dieta diaria en una proporción de entre un
60 y un 80 %. Puesto que su consumo nos aporta energía,
vitalidad y, al mismo tiempo, desintoxican nuestro cuerpo
y aumentan nuestras defensas, reparando y cuidando el sistema inmunológico y protegiéndolo de la enfermedad, permiten que disfrutemos de una gran calidad de vida y que
experimentemos un constante bienestar general.

Asimismo, si la dieta respeta el porcentaje mencionado de
productos generadores de vida, es posible tolerar la ingestión
de otros que no tienen estas características incluyéndolos en
el porcentaje restante –entre un 20 y un 40 %–; la razón es

que los del primer grupo ejercen una acción de equilibrio entre ambos tipos de alimentos.

Comer bien

Generalmente, esta frase se utiliza para indicar que hemos comido en abundancia, quizá más de lo necesario, y que la comida ha sido muy sabrosa. Sin embargo, en este caso, «comer bien» tiene un sentido diferente. Se trata de tener una disposición adecuada a la hora de ingerir alimentos, de hacerlo correctamente para favorecer la buena digestión y, por supuesto, desechar los viejos malos hábitos, reemplazándolos por otros mucho más saludables, además de tomar productos que nutran verdaderamente al organismo y no lo contaminen con sustancias nocivas.

El momento de comer debe ser relajado; se debe prestar atención a lo que comemos y ser conscientes de masticar y ensalivar bien, por las razones que se han explicado en capítulos anteriores. Asimismo, cuando se come lentamente, respiramos mejor, lo que –al igual que lo anterior– depende de nuestra voluntad, y contribuye a una mejor digestión en todos los pasos involuntarios que ocurrirán después a lo largo de todo el proceso digestivo en el tracto intestinal.

A la hora de comer no podemos hacerlo en cualquier postura, como acostados o de pie y corriendo; debemos estar correctamente sentados y con la espalda erguida; es bueno también no tener el abdomen aprisionado, ya sea porque vestimos prendas muy estrechas o cinturones que opriman la zona.

Es importante comer cuando tengamos realmente apetito; debemos «escuchar» a nuestro organismo, que es el que indica la necesidad real de comer y distinguirla de los «ataques» de hambre que nos llevan a comer lo primero que encontramos, en un asalto rápido a la nevera o al armario de la cocina.

Asimismo, no es conveniente comer entre horas, picotear, ya que sometemos constantemente a nuestro sistema digestivo a una función laboriosa y eso lo va desgastando; también nuestro organismo necesita descansar.

Durante el proceso digestivo, la sangre se desplaza hacia la zona donde se tienen que procesar los alimentos, por eso es positivo que después de comer, sobre todo si la comida ha sido abundante, no realicemos ejercicios ni esfuerzos físicos o mentales. Tampoco es bueno viajar, ya que nos obliga a hacer movimientos. Cualquiera de estas acciones hace que la sangre se desplace hacia otras partes del organismo, la capacidad del sistema digestivo.

Acostarse inmediatamente después de comer a la larga puede ser contraproducente, porque se aumenta de peso; además, las personas que tienen algún tipo de problema intestinal, aunque sea leve, deben cenar dos o tres horas antes de acostarse.

Otras recomendaciones útiles

Además de otros productos ya citados, es preciso eliminar de nuestra dieta los congelados y olvidar el microondas.

Lo ideal es consumir vegetales de cultivo biológico, pero si eso no es posible, debemos tomar siempre frutas y verduras propias de la estación y cultivadas en la zona donde vivimos. De ese modo sabemos que son frescas y que nos aportarán vitaminas y fibra.

Aunque pueda parecer redundante, no está de más insistir en que los vegetales que se tomen con piel deben ser escrupulosamente lavados, para evitar posibles ingestiones de parásitos y bacterias.

¿Comemos lo que necesitamos? Por lo general, nuestras comidas son demasiado copiosas; una de ellas probablemente puede reducirse, si tenemos por costumbre comer tres veces al día; quizá resulte más conveniente aumentar las veces que comemos a cinco diarias, pero en cantidades más pequeñas, lo que facilita la digestión. Si el estómago recibe menos cantidad de alimento, los procesa mejor.

Si la vamos disminuyendo poco a poco, por supuesto sin pasar hambre ni alimentarnos menos de lo necesario, mejora nuestro aspecto físico, tenemos más energía, pensamos mejor, no tenemos tanto sueño y nos sentimos, en general, más descansados. Igual se sentirá nuestro sistema digestivo, que se notará aligerado de la carga y de las pesadas tareas que le imponen las comidas copiosas y con muchos productos de difícil procesamiento.

Notaremos incluso una mejora de nuestras funciones intelectuales, tales como mayor capacidad de atención y concentración y claridad de pensamiento.

Algunos expertos recomiendan la «monodieta» como una forma de limpieza del organismo. Es tan sencillo como tomar un único producto vegetal –fruta o verdura– en la misma comida. Hacerlo una vez por semana es muy beneficioso para el aparato digestivo y para eliminar toxinas, sin necesidad de practicar ayunos más severos.

En ocasiones, los ayunos son beneficiosos, pero no debe ayunarse sin motivo, para evitar que el cuerpo se debilite.

Diez puntos para destacar

- El proceso digestivo en general, mantener el organismo libre de toxinas y, por tanto, un colon saludable es hoy una necesidad mayor que nunca. Según algunos especialistas, en Occidente resulta extremadamente difícil encontrar un colon sano.

- La inmensa mayoría de los trastornos leves podrían desaparecer introduciendo una dieta equilibrada verdaderamente nutritiva, ingiriendo los alimentos de manera correcta y aumentando el nivel de actividad física.

- Un mal funcionamiento intestinal no se queda sólo en eso. Las toxinas y la putrefacción de residuos no evacuados correctamente por falta de agua o de fibra generan daños orgánicos generales.

- Si nos alimentamos correctamente, a la vez que recibimos los nutrientes necesarios para mantener un buen estado de salud, nos protegemos de la acción de bacterias y toxinas que envenenan el organismo.

- El azúcar blanco o refinado es un producto sin vida, que altera el sistema inmunológico hasta llegar a paralizarlo, además de generar el caldo de cultivo para el aumento y multiplicación de una multitud de bacterias tóxicas.

- Las grasas saturadas de la carne y otros productos de origen animal generan enfermedades del aparato cardiovascular, pero también son negativas para el sistema digestivo y, en especial, para el colon.

- Los aceites de primera presión en frío, la fibra contenida en verduras y frutas de cada estación, preferentemente de cultivo orgánico, así como los brotes y semillas, son alimentos «amigos», que nos aportan vida y aumentan nuestras defensas.

- Es importante beber, como mínimo, ocho vasos diarios de agua pura de manantial. El agua empuja el tránsito de los alimentos a través del tracto intestinal y arrastra los residuos para su evacuación.

- El momento de comer debe ser relajado, prestando atención a lo que comemos y masticando bien. Asimismo, cuando se come lentamente, se respira mejor, lo que contribuye a una mejor digestión.

- Si comemos menos tenemos más energía, pensamos mejor, no tenemos tanto sueño y nos sentimos, en general, más descansados; igual se sentirá nuestro sistema digestivo, al liberarse de las pesadas tareas que le imponen las comidas copiosas y difíciles de procesar.

BIBLIOGRAFÍA

López San Román, Antonio; Ramos Zabala, Felipe; Moreira Vicente, Víctor Feliciano, *Las enfermedades digestivas explicadas al paciente (Manual de consejos prácticos)*, Mcgraw-Hill/Interamericana de España, S.A.U, 2001.

Moritz, Andreas, *Los secretos eternos de la salud*, Ediciones Obelisco, 2008.

Pastorino, María Luisa, *La medicina floral de Bach*, Urano, 1989.

Soleil y Schaller, Christian Tal, *Higiene intestinal. La clave para estar en forma, Ediciones* Obelisco, 2001.

Ullrich, Manfred. A., *Hidroterapia del colon*, Ediciones Obelisco, 2003.

Internet:

Amill, María Matilde, «Ayurveda»,
http://www.enbuenasmanos.com/articulos/

González, Pilar. «Hidroterapia del colon»,
http://www.enbuenasmanos.com/articulos/

ÍNDICE